50+的肌力訓練計畫

70歲運動也不遲！

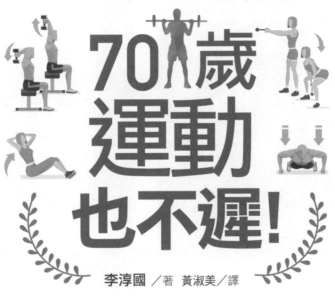

李淳國／著 黃淑美／譯

用運動開啟健康新人生
——李淳國運動實景

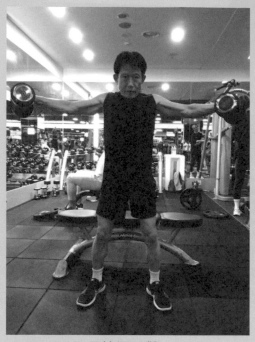

〔肩膀運動〕啞鈴側平舉

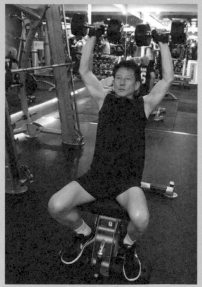

〔肩膀運動〕肩推舉

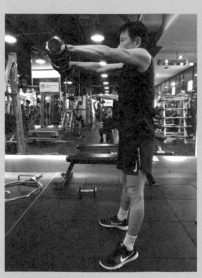

〔肩膀運動〕啞鈴前抬舉

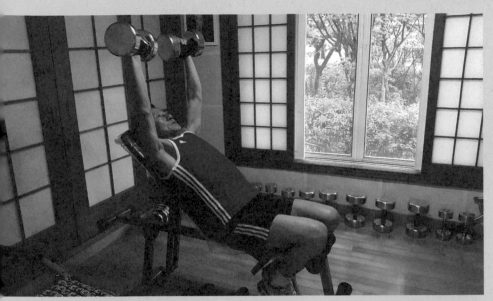

〔胸部運動〕**上斜胸推**

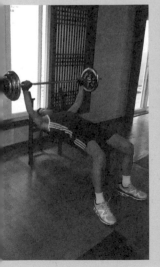

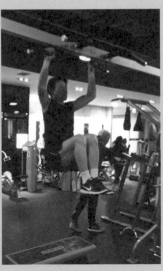

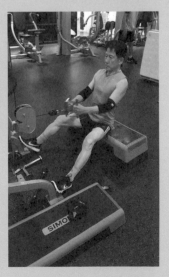

〔胸部運動〕**臥推**　　　〔背部運動〕**引體向上**　　　〔背部運動〕**坐姿划船**

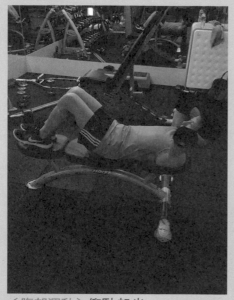
〔腹部運動〕仰臥起坐

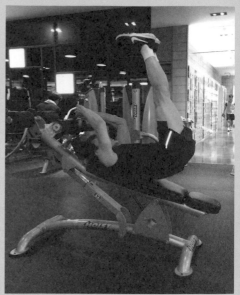
〔腹部運動〕捲腹運動

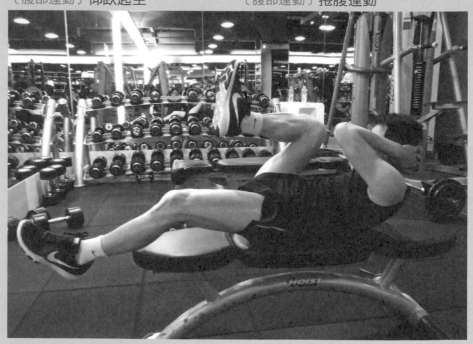
〔腹部運動〕腳踏車運動

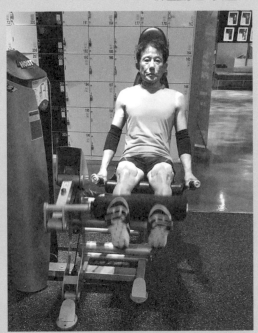

〔腿部運動〕腿部彎舉

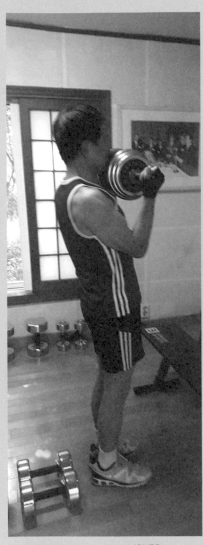

〔手臂運動〕二頭肌彎舉

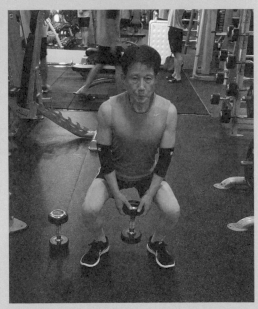

〔腿部運動〕深蹲

CONTENTS | 目次

第 **3** 部

大幅提升
運動效果的相關知識

專文推薦 1 運動是良藥

文／韓德生

臺大醫學院復健科臨床副教授

臺大醫院北護分院醫療部主任

台灣復健醫學會理事

台灣老年學暨老年醫學會資訊委員

就診的老病人常抱怨：「吃這麼多藥，不用吃飯都飽嘍！」

的確如此，上了年紀，常常同時罹患高血壓、糖尿病、高血脂、關節炎等老年疾病，加一加往往要吃8、9種藥，實在驚人！如果今天有一顆仙丹可以代替上面所有的藥，您想不想試試？

恭喜您！您手上拿的這本就是這顆仙丹的處方，因為「運動是良藥」！

運動對於健康的助益早就為人所知，肥胖、心臟病、糖尿病、高膽固醇血症、乃至癌症、失智症，皆能藉由運動預防或治療。簡言之，除了傳染病外，21世紀的主要疾病都可藉著運動來預防或治療。有鑑於此，美國運動醫學會與美國醫學會於2007年即合作推出「運動是良藥」（Exercise Is Medicine）組織，除了美國外，更在世界各國設立分會，希望能將運動健身

的概念進一步推廣，深植人心。

不過到底「運動」該怎麼入手呢？散步強度夠不夠？平常工作忙，周末運動應該最合適吧？肌力訓練會不會傷身體？萬一運動傷害怎麼辦？這些疑問相信大家都會擔心。本書作者李淳國博士以科學為基礎——高齡70還重新念運動科學碩士及體育學博士，輔以自身運動經驗，將老人生理學、老人運動處方、運動生理學、運動傷害學以淺顯簡單的文字，寫成了這本《70歲運動也不遲！》，目的在讓老年人不畏懼運動、知道如何運動、並充分享受運動的好處。

作為醫學院教授老年醫學的老師、醫院開立運動處方的醫師，我全心推薦這本書給我的學生、病人。希望讀者們不分年齡、不論性別、不管過去運動習慣，大家一塊兒動起來，因為「要活就要動！」

有效的運動，讓你從「健康」到「強健」

文／陳淑蘭
陽光基金會事業營運中心總經理

　　我很幸運，57歲就開始接受專業運動指導。於是，一個從不運動我，開啟了一段和健康拔河的驚奇歷程，而我深信，這樣的歷程，會在我可能長達數十年的餘命中，成為像呼吸空氣般的日常。

　　這個歷程的源起，是在46歲，因轉換職場而稍作喘息之際，迎接我的不是旅行、不是探索生命價值或其他的美好，而是知道遲早會來，但從沒敢想過的「照顧者」角色。陪伴失智母親，從社區班隊─日間照顧─居家服務─養護機構，一直到她圓滿，我倆相互陪伴整整走了八年。我彷彿從她身上預知，我會從甚麼時候、從身體的哪些功能開始衰弱，疾病會怎樣的侵蝕原本健步如飛、笑聲朗爽的我，而我又將怎樣漸漸消耗我的身體能量，掙扎的走這段老後……

　　卸下照顧者身分後，我回到10年前任職的陽光基金會，被賦予新創一項能對台灣高齡化社會有所貢獻的服務，這個在台灣致力於嚴重燒傷者身心重建的非營利組織，擁有珍貴的物理

治療、職能治療人才。一群年輕、好動、充滿學習力的年輕治療師加入團隊，「與其投入我們不擅長的長照服務，還不如以生活重建的核心能力，翻轉台灣目前活得老，但活得並不健康的處境」，我們許下目標，要讓「長照變短照」。

2018年3月「SUNVIS陽光活力」運動中心開幕。我給自己設定了運動目標「要比現在的自己更好」，我要到7、80歲，還可以像現在一樣，完成全身肌群的中高強度阻力運動，可以自主進行徒手鍛鍊，也可以在教練的指導下，進行有挑戰與升階的自由負重訓練。我不會安於「有動就有活」的舒適圈，更覺得「延緩失能」最多只能保住獨立生活的基本尊嚴，我要的是就算再老，也仍然可以保有探索生命、挑戰自我的能力。

我的運動資歷才剛起步，但正確有效的運動，讓我在短短1年半內，擺脫了高血壓、高血脂，還送走一枚脂肪肝，因為對健康的自覺，我學會辨識眼花撩亂的營養、運動資訊，管理自己的健康與飲食。現在的我看起來仍然壯壯的，但沒有像同年的朋友，動不動就喊著要減肥，因為知道這些好不容易養起來的肌肉，將陪伴我從現在的健康，邁向未來的強健。

人終究會老、會衰弱，但汲取相關運動專業知識、從現在開始訂定有挑戰性的目標、找專業教練指導、管理自己的飲食，並持之以恆，就有機會健康到老。希望大家透過這本書，找到對運動的熱忱與信心，一起擁抱更健康的熟齡人生。

作者序 70歲運動，開啟我的新人生

文／李淳國

　　在活到象徵長壽的77歲（喜壽）時，我決定著手撰寫本書，希望能讓更多人知道我所身體力行的運動效果，這是我的使命。

　　由於持續的肌肉運動，即使我的年齡增加，但身體卻維持在70歲開始運動時的狀態。若是更早就開始運動，或許能維持更年輕的模樣。**我在本書中所提到的運動並不是一般年長者所想的簡單的散步和體操，而是有系統的有氧運動或者是鍛鍊肌肉的阻力運動**，也就是現在年輕人流行去健身中心所做的運動項目。

　　我並不是天生健康的體質，自幼身體就長得特別瘦小，再加上生活環境差，小時候吃了不少苦。長大後由於運動不足，所以有一段時間健康狀態非常令人擔憂。現在想來這是當然的結果，我32歲時開始創業，37年來不顧自身的健康，一心只嚮往著朝向成功的高峰邁進，抽菸、喝酒從不間斷，在創業的過程中也承受了不少壓力，所有這些都是造成我後來身體健康更惡化的原因。然而當我退休之後，或許是因為全身的緊張都放

鬆了，所有的疾病也不約而同一起來報到，最嚴重的是罹患了狹心症（心絞痛），這下子我真的感到害怕了。

眾所周知，狹心症是一種由於心血管冠狀動脈硬化，導致血管過於狹窄，無法傳送足夠的血液與氧氣到心臟所引起的病症。這種疾病初期並沒有特別的徵兆，然而當身體出現異狀時，病情大都已經處於非常危急的階段。狹心症並沒有根治的方法，為了預防再次發病，持續且規律的運動還有飲食管理便非常重要。然而就像我所說的，這話聽起來雖然簡單，可是卻太過模糊，無法給人明確的方向。**所謂的持續運動指的到底是什麼？一天需要多少運動量才算足夠？該從事什麼樣的運動對患者比較適合？該怎麼做才能夠讓身體變得更健康？**

為了找回健康的身體，我開始研究所有的方法。首先我在2014年申請進入首爾科技大學運動系碩士課程研讀，在修完學位之後，再進到上明大學的體育系繼續攻讀博士課程，然後將我在學校裡所學的全部內容都身體力行加以實踐。我所得到的結論是，**年紀越大越需要鍛鍊身體肌肉**。我們常常聽到「年紀越大，為了減輕身體的負擔，需要維持持續的運動」的說法，可是一般人的做法很難在健康方面看到顯著的效果。

根據韓國健康增進開發院所發表的「老年人體操體型現況及政策提案報告書」，以2015年為基準，國內65歲以上的年長者進行有氧體操運動的比率不過33.7％。而超高齡85歲以上的人口在2015年只有55萬人，到了2060年預估即將高達450萬

人，增加的幅度將近10.2％。然而年長者的運動卻顯著不足，進行肌肉運動的年長者人數更是少之又少。當然這邊要強調，我不是勸告年長者要像專業體操選手那般的運動，而是要在日常生活裡進行必需的肌肉運動。美國賓州大學研究所以3萬多名65歲以上年長者為研究對象，進行長達15年的觀察，所獲得的結果非常明顯，就是每週持續2次肌肉運動的年長者，其死亡率比沒有持續運動人低了一半。

我們活著的每一天，為了維持體溫、進行思考及活動，必須不斷的消耗身體能量，為了生產並供給身體所需必要的能量，人體得攝取營養均衡的食物以及吸收充分氧氣，並要儲存消耗後所剩餘的能量。這些生理過程運作順利，才是健康。

本書介紹關於新陳代謝的基本常識與原理，以及為了促進新陳代謝的運作，運動在其中扮演的角色。書中內容包含維持健康老年所需要的知識，以及該如何身體力行。我在撰寫本書時力求說明詳盡，希望能將自己的經歷分享給更多讀者，讓大家都能享受健康的人生。

過去5年多來，我將自己的身體當作實驗的對象，進行各項健康與運動的研究與實驗。當然我現在的身體年齡，包含體內各部位的器官機能，都已經回復到罹患狹心症之前的狀態，甚至更好。本書主要是介紹適合像我這樣年紀與身體的運動還有飲食法，有助於讓你了解為何運動對我們這些年長者是一種必需。我也建議各位讀者在閱讀本書時，要依據自己的身體狀

況來找出適合的運動方法。

　　謹以本書獻給眾多期望擁有健康與幸福的老年人生的讀
者，讓本書對各位的人生有所助益。

第1部

用運動找回年輕

開始運動之後，
我的身體也出現變化。
不但恢復罹患狹心症以前的心臟機能，
肌肉變得更加結實，
人也不容易感覺疲累。
我從70歲才開始運動，
我發現即使如此也永遠不嫌晚。
反而是上了年紀不適合運動的成見，
才是造成身體加速老化的元兇。

01
年輕10歲

「請問上了年紀的人膝蓋痠痛，稍微走路就氣喘如牛，這樣的人運動的話不會太危險嗎？」

在我以老年人為教學對象時，經常聽到類似的提問。

事實上的確有許多年長者對運動感到擔心，這樣的話對許多上了年紀的人來說，的確頗有同感。

其實經常聽到有老人只是在住家附近簡單的散步一圈，卻摔傷被送進醫院的消息，然而硬要說「運動是危險的」則是錯誤的觀念。**各位所要擔心的不是因為運動而受傷或者生病，而是因為運動不足所造成的肌肉衰退，造成身體其他器官的功能無法正常發揮，進而招來疾病或導致身體受傷。**對我而言，運動才是開啟健康人生所要踏出的第一步。

　　肌肉越常使用就會越發達，也會變得更強健，可以減少因為年齡增長所產生的疾病。最近我開始進行1星期3次，每次5公里的慢跑運動，還有1週6天做啞鈴和仰臥推舉的肌肉運動，也就是一般所稱的阻力運動。這樣規律的運動讓我可以做到每次10下，20分鐘內做完100次的推舉，找回健康的體力，不，應該說是比年輕的時候更好。年輕的時候，反而稍微運動一下就氣喘如牛，連簡單的運動都沒辦法做到，現在竟然可以做到這麼多的運動，連我自己也覺得意外且神奇。我的身體不但變得比以前更年輕，就連年輕時沒出現過的腹肌也藉著運動鍛鍊出來了。

　　當然現在強健的身體不是一日可成，而是經年累月一點一滴的努力，不斷克服想放棄的心態所獲得的成果。

　　我在大學時期主修經濟學，畢業之後進入會計師事務所工作，生活型態就是成天坐在書桌前，除了看書就是工作，也因此跟運動漸行漸遠，沒有機會經常碰觸。或許也是這樣的生活模式，讓我對事業產生更多熱情，在32歲的時候開了一間小型公司，也開始我的企業家人生。

　　然而企業經營並非想像中的簡單，除了要懂得閱讀財務報表，還要了解工廠運作的過程，小到紙張缺貨，大到組織管理，我都必須全心投入。所以剛開始根本沒有喘息的時間，可是經營公司有苦也有樂，在苦樂參半下，時間很快就過去了。當然當時承受的壓力也是不容小覷，除了工作以外，根本對其

他事物、家庭都缺乏關心。因為這樣全心全意的投入工作，所以我的公司成為韓國國內排名第25大的規模，令我獲得不小的成就感。

然而所有的努力在1997年IMF事件（**編註：**為了度過金融危機，韓國政府向國際貨幣基金〔IMF〕申請了緊急救助貸款，然而此後韓國的經濟政策必須接受IMF的監管）後，一切都成為泡影。許多經營得有聲有色的企業都在一瞬間面臨破產和倒閉的困境，企業營運越來越困難，我也不得不退出企業的經營。可是過去幾十年來只知道全心投入在工作上，完全忽略了健康，所以當我退出工作之後，身體突然惡化，終於在2011年一次國外旅遊途中，因為狹心症被緊急送進醫院，當時情況危急到醫院已準備發出病危通知。

適合年長者的運動法

我開始運動的契機，是當我發現身體變得非常惡劣的時候。另外還有一個事件，就是我非常尊敬的大哥（前友邦建設李淳木會長）在74歲還算健壯的年紀就離開了人世，讓我再次體驗到健康的重要。在大哥過世後，我開始到處尋找如何運動才能對身體有最大幫助的書籍。然而關於運動的書籍及文獻，

有許多都是專業學術論文或是以訓練身體所撰寫的,專為年長者設計的科學理論或是介紹運動方法的書籍幾乎無處可尋。在我反覆省思之下,決定從原點開始研究運動的方式,因為沒有辦法從他人身上得到解答,最好的方式便是自己去找出答案。所以我選擇攻讀首爾科技大學運動學系的碩士學位,之後又參加上明大學運動博士學位的課程,著手研究適合年長者的運動方法。

結論很明確:**年紀越大,投注在運動的時間就需要越長。**

依據韓國文化體育觀光部針對人們在日常生活體育活動的調查,從國民生活參與運動實況表(見下頁),可以得知60歲以後運動的人口比例漸漸減少這個明顯的結論。比起過去在民生困頓的時代,這樣的運動人口比例雖然有相對增長,可是檢視美國在2010年已經有超過75%的比例,相較之下,韓國年長者人口的運動參與比率相對不足許多。

國民生活參與運動實況——每週運動兩次以上（單位：%）

區分	2003 年	2006 年	2009 年	2012 年	2015 年
20 歲區間	49.5	61.7	44.3	35.9	54.9
30 歲區間	56.2	56.1	46.5	39.6	53.2
40 歲區間	71.2	66	55.7	50	61.2
50 歲區間	65.7	68	58.1	50.8	60
60 歲區間	58.7	46.5	57.5	47.3	59.6
70 歲以上	-	30.3	46	41.4	49.7

出處：韓國文化體育觀光部，2017年

運動所帶來的變化

話說上了年紀之後真的可以透過運動來提高健康指數嗎？為了了解老年人的身體變化以及找出適合老年人的運動方法，於是我就讀運動科學系與運動生理學，我以自身的運動內容作為基礎，進行多樣的實驗，並詳實記錄運動前後所出現的身體變化。

這項實驗獲得一個結論：在適當的有氧運動以及鍛鍊體力強化肌肉的阻力運動同時並行下，我的身體狀態相較於開始運動之前，不但身高維持正常高度，心臟機能也有顯著強化，當然骨質密度也增加許多。簡單來說，如果以身體年齡來看，我開始運動之後變得比以前更加年輕。

變化 1 運動後的身高長高

　　開始運動之後,我的身體出現許多變化,其中一個就是身高。雖然檢查身高的方式多少有點差異,不過我從74歲到76歲兩年間,在同一家醫院進行檢測身高的結果,我長高了0.4公分,相較於在首爾大學醫院檢驗的身高高了0.3公分。若延長檢測的時間,和2011年4月所檢查的身高相比,我從71歲到76歲這5年來身高長高了1公分。

　　研究指出,人類的身高到了40歲幾乎不會再有任何變化。一般來說,40歲以後反而每10年平均減少1公分。為什麼年齡越增長,身高卻會逐漸萎縮?主要是在於脊椎的壓迫與脊椎之間連結的軟骨逐漸被消耗,再加上肌肉纖維的衰退,還有習慣駝背姿勢等各種原因,導致身高逐漸變矮。如果配合以上理論,我的身高應該是155.9公分才對(156.5公分-〔1公分×0.6年〕),然而我的身高卻是不減反增。如果考量到正常的身高減少指數,2017年11月15日76歲時的我是157.5公分,反而增加了1.6公分。這都是因為我一直進行持續的拉單槓運動跟重量訓練運動(簡稱重訓,是以增加肌肉強度及體積為目標的運動訓練)的成果。說得再詳細一點,透過這些運動讓脊髓之間的軟骨模樣跟形狀產生變化,矯正彎腰駝背的姿勢,在各種作用下,才讓身高不減反增。

變化2 骨質密度提高

　　藉由運動，不但身高變高了，骨質密度也變得更緊密，我在乙支醫院影像醫學室進行檢定的結果，骨質密度（BMD）的變化在我74歲到76歲這2年來從1.015克／平方公分到1.024克／平方公分，骨質密度增加了0.89％。

　　一般而言骨質密度會隨著年齡增加越來越降低，50歲以後以男性為例，骨質密度平均每年以1.5％，脊椎0.45％，全身骨質平均以0.1％的比率流失。

骨質密度變化（單位：克／平方公分）

部位別	測量時點（A）	測量時點（B）	差異	％
頭部	1.948	1.985	-0.037	-1.87
手臂	0.724	0.692	0.032	4.63
腿部	1.108	1.095	0.013	1.19
胸部	0.841	0.840	0.001	0.12
肋骨	0.729	0.722	0.007	0.99
骨盆	0.852	0.849	0.003	0.36
脊椎	0.975	0.973	0.002	0.21
合計	1.024	1.015	0.009	0.89

註：測量時點A：2017.11.15；B：2015.11.10

　　然而相較於我所進行的運動實驗得到的是全然不同的結論，就是我在2年之間持續進行阻力運動，對逐漸萎縮的肌肉持續地施壓、放鬆來鍛鍊我的肌肉。結果不但肌肉功能更強化，骨質密度也隨著提高。尤其是頭部以外的其他身體部位，全身的骨質密度都有顯著增加。

　　我想告訴各位的就是，運動的效果可以為全身帶來這麼大的影響與好處，就連隨著年紀增加自然而然會減低的骨質密度也能夠有所變化。一般來說骨質密度會逐年降低，但我的骨質密度反而提高許多。隨著年紀增長，骨頭將變得更加脆弱，很容易發生骨折的意外，所以能夠增加骨質密度是對健康非常重要的益度，因此本書建議各位持續進行阻力運動，因為這是增加老年人骨質密度非常重要的方法。

變化3 身體組成改變

　　在醫院或是健身中心接受綜合健康檢查時，可以看到身體組成分析表，表中的健康數據在運動前後也有非常顯著的變化。首先我在城南市盆唐區的SPOGYM健身中心（2017年7月20日），詳實的記錄我從75歲到76歲1年當中身體構造產生何種變化。

█肌肉量

　　所謂肌肉量就是身體全部肌肉總和的意思。肌肉分為三大區塊：構成心臟壁的**心臟肌**，消化器官與內臟的**內臟肌（亦稱平滑肌）**，還有通過肌腱固定在骨骼上，用來影響骨骼如移動或維持姿勢等動作的**隨意肌（亦稱橫紋肌）**。藉由運動，我們首先要觀察的指數就是隨意肌的肌肉量。

　　以我為例，我在1年當中持續運動的結果，隨意肌肌肉量增加0.2公斤，增加幅度為0.78％。除了數據之外，事實上光看外表就可以明顯發現，四肢的肌肉跟全身的肌肉都有增加。一般而言，年長者的肌肉量以平均每年1％減少，光是想要維持現有的肌肉量就已經非常困難，更別說增加了。所以這也能證明阻力運動的效果，對全身的影響也反映在全身肌肉量上面。

█體脂肪量

　　一般標準體脂肪率為15％到20％，附著腹部脂肪率0.9為標準範圍。以我為例，我在一年當中體脂肪量雖然增加0.2公斤，然而體脂肪率維持13.09％，腹部脂肪率包含臀部與腰部維持0.84，幾乎沒有太大變化，內臟脂肪率指數也沒有太大變動，標準內臟脂肪數據是5到10，我的數據維持在5沒有變動，體脂肪率平均數據相較雖然略微偏低，可是仍然維持在標準範圍當中。

身體水分比例

　　人體內所有的水分稱為身體水分。年紀越大對於口渴的認知能力會降低，造成身體水分減少的情形。當身體水分降低，肌肉會變得衰弱，皮膚彈力也會相對衰減。然而我在檢查期間，身體水分增加0.1公斤，這也可以視為持續進行有氧運動與阻力運動時，不斷補充水分所得到的成果之一。

蛋白質

　　我的體內蛋白質含量增加0.1公斤，報告結果分析這是因為肌肉量增加，所以蛋白質也隨著增加。體內礦物質含量並沒有太大變化。

　　2015年5月6日我在首爾江南區一處健身中心也用同樣的方式來比較我的身體變化，從身體組成分析表可以看出73歲後期到74歲初期，約6個月期間的變化非常顯著，這也可說是阻力運動的成果之一。

- 肌肉量增加0.6公斤，增加幅度為2.26％
- 身體水分含量從65.17％增加到65.32％
- 蛋白質含量從9.5公斤增加為9.6公斤
- 體內礦物質含量由2.96公斤增加為3.06公斤

身體組成變化（75歲～76歲）

項目	單位	測量時點（A）		測量時點（B）		差異	
		數據	體重（%）	數據	體重（%）	數據	（%）
體重	kg	53.5	100	53.1	100	0.4	
身體水分	L	34.2	63.93	34.1	64.22	0.1	
蛋白質	kg	9.3	17.39	9.2	17.33	0.1	
礦物質	kg	2.96	5.54	2.96	5.58	0	
體脂肪量	kg	7.0	13.09	6.8	12.81	0.2	
骨骼肌量	kg	26.1	48.79	25.9	48.78	0.2	0.78%
腹部脂肪量		0.84		0.84			
右手臂	kg	2.66	4.98	2.64	4.98	0.02	
左手臂	kg	2.59	4.85	2.59	4.88	0	
身軀	kg	21.5	4.02	21.3	4.01	0.2	
右腳	kg	6.90	12.90	6.81	12.83	0.09	
左腳	kg	6.78	12.68	6.65	12.53	0.13	
內臟脂肪	level	5		5		0	

註：測量時點A：2017.07.20；B：2016.07.08

變化 4 心跳數減少

對於心臟健康管理而言，有氧運動是非常有效率的方法。然而如果要檢測有氧運動對於心跳變化的具體影響，其他環境變數如溫度、濕度等，測量時也必須維持在相同的條件下，才能夠得到確定的結果。由於這在實驗上有困難，所以本書當中以一年平均的變化考量跟溫度濕度相似的季節來進行比較，檢測心跳數時，我所進行的方式如下：

▍檢測期間與次數

從2015年1月1日為基準進行2年期間心跳數的變化記錄，我持續進行每週3次、每月12到14次的慢跑運動，每次進行35分鐘慢跑期間調整速度，並以4.7公里為慢跑距離。另外加上慢跑前暖身運動5分鐘，慢跑結束後的緩和運動5分鐘，總計運動時間為45分鐘。

▍月平均數據的改善

從上述2年間總計310次的慢跑結果當中，每月10次的檢測結果作為平均月指數，一年120次的數字作為樣本，依據SPSS統計程式的反覆檢測來做成圖表。

▍心跳數因素

- **安定狀態心跳數**：採用早上開始運動之前檢測的心跳數作為數據。

- **運動開始前心跳數**：一開始運動之前5分鐘暖身運動完成後，所測定心跳數為依據。

- **平均心跳數**：開始慢跑到結束時檢測的平均心跳數，這是在進行相同強度的運動下心臟負擔程度所出現重要的指標數據。

- **最大心跳數**：這是指在慢跑時所出現跳動最快的心跳數。在慢跑接近結束時心跳數也達到最高值。

  在我的檢測過程中，我將目標心跳數的上限設定為最大心跳數的90％，也就是〔207－（75歲×0.7）〕×0.9=139。意思是指當我運動時，心跳數超過這個數字就可能對身體造成危險。

- **運動後心跳數**：這是指慢跑結束完成所有整理後所檢測的心跳數。我是以慢跑結束、完成5分鐘的緩和運動後所檢測的數據來作為運動後心跳數。

▍時機因素

由於心跳數非常容易受到環境因素變化的影響，所以如果想要了解長期間心跳數的變化，必須取一年中和上一年當中相似條件下的數據，比較數據的變化才能得到正確的結果。所以

我決定進行年度檢測,比較2個年度的數據,除了以2015年與2016年度作為檢測年度,並且同時進行年中檢測,選擇2個年度當中相同的月份,以1月、3月、5月、7月、9月、11月的單數月份來做分別比較。

▌年度數據變化

以下簡單說明2015年到2016年年平均心跳數的變化:

- 安定狀態心跳數:68.01次到64.98次,減少3.03次／分鐘
- 運動開始前心跳數:89.50次到88.21次,減少1.29次／分鐘
- 平均心跳數:108.86次到107.54次,減少1.32次／分鐘
- 最大心跳數:125.81次到124.20次,減少1.61次／分鐘
- 運動後心跳數:81.10次到79.71次,減少1.39次／分鐘

可以看出心跳數相較於開始有氧運動之前,各種心跳數都相對減少。由於運動,每次心輸出量(每分鐘心室輸出的血量)也較以往增加。

兩年之間月別安定狀態心跳數變化趨勢

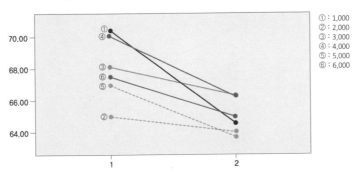

兩年之間月別運動開始前心跳數變化趨勢

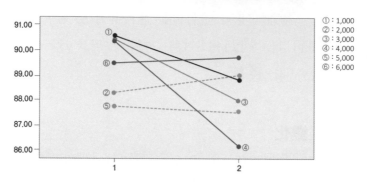

兩年之間月別慢跑當中平均心跳數變化趨勢

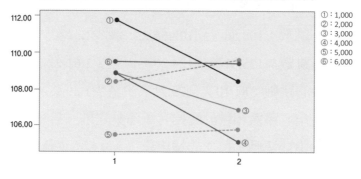

兩年之間月別慢跑當中最大心跳數變化趨勢

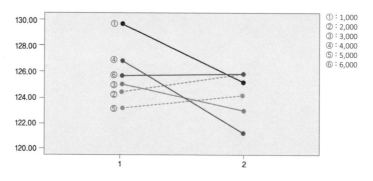

兩年之間月別運動後心跳數變化趨勢

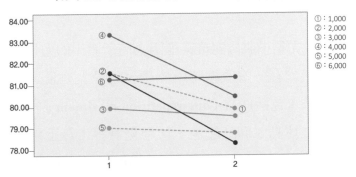

① : 1,000
② : 2,000
③ : 3,000
④ : 4,000
⑤ : 5,000
⑥ : 6,000

▍前年同期比較

　　從圖表可以看出，相較於前一年度同期的各項心跳數，整體也有非常明顯的減少。

- 群組1：2015年1月對2016年1月
- 群組2：2015年3月對2016年3月
- 群組3：2015年5月對2016年5月
- 群組4：2015年7月對2016年7月
- 群組5：2015年9月對2016年9月
- 群組6：2015年11月對2016年11月

變化 5 肌力增加

　　所謂肌力是指肌肉對抗某種阻力時所發出的力量。一般而言，是指肌肉在一次收縮時所能產生的最大力量。肌力檢測有許多方法，包括1RM（one-repetition maximum）、握力、舉啞鈴、坐立運動、仰臥起坐、伏地挺身等。以上阻力運動的各種檢測中，1RM的變化被視為相當重要的指數，經常被使用到。所謂1RM就是一次能提起的最大重量，也就是用最大力量100％提起的重量。舉例來說，舉重就是選手用盡最大的力氣看一次能夠舉起多少重量來決定勝負。

　　然而對年長者來說1RM直接測試的方法有些許困難，所以這裡採用間接方式來做檢測，以類似1RM的方式實施重量，也就是1RM的80％然後可以反覆進行10次的重量。

　　如右頁圖表所示，從2014年10月至2017年10月3年期間身體所有部位的1RM都有顯著增加。特別值得注意的是，全體增加率約為10％到15％，並沒有單獨偏向身體的某個部位，可見運動的強化效果是可以達到全身各部位的。

　　要檢測肌力的絕對強度時，舉重是最容易比較也是最方便的方法。一般體育器材會隨著體育場而異，規格也有所不同，所以若要相互比較會較為困難。本書中，以舉重實行的重量如果高於測試者體重，可以說測試者的肌力絕對值相對為高。

　　我在2014年可以舉起55公斤，到了2017年可以舉起62.5公

斤，相較於我的體重53.5公斤，舉起的重量為體重的117％。

1RM的變化（1RM的增加）

部位別	種類	單位	2014.10		2.17.10		增加	
			實施重量	1RM	實施重量	1RM	量（公斤）	（％）
胸部	胸推	Kg	55	68.7	62.5	78.1	9.4	13.7
	臥推	Kg	50	62.5	60	75	12.5	12
肩膀	肩推舉	Kg	35	43.7	42	52.5	8.8	12
	啞鈴推舉	Kg	14	17.5	16	20	2.5	11.4
背部	高拉機訓練	Kg	45	56.2	50	62.5	6.3	11.1
	背部伸展	Kg	45	56.2	55	68.7	12.5	12.2
腿部	下肢推舉	Kg	160	200	180	225	25	12.5
	下肢屈曲	Kg	45	56.2	50	62.5	6.3	11.1
手臂	啞鈴彎舉	Kg	10	12.5	12	15	2.5	12
	手臂伸展	Kg	8	10	10	12.5	2.5	12.5

變化6 最大攝氧量增加

所謂最大攝氧量（maximal oxygen uptake，縮寫為VO₂max）是指一個人在海平面上，從事最激烈的運動時，組織細胞所能消耗或利用的最高氧氣量數值，是可用來作為判斷個人有氧運

動能量及心肺能力的最佳指標，並可透過最大攝氧量設定耐力運動訓練強度。首爾科學技術大學運動科學系生理學實驗室以義大利COSMED公司跑步機改裝，採用Bruce Protocol方式進行檢測2015年10月與3年後2017年12月當中最大攝氧量。

▌心跳數

一般而言，心跳數平均每年減少1次／分。然而我的檢測結果，心跳數這幾年來並沒有出現太大變化。

▌換氣量、氧氣攝取量、氣體排出量、換氣當量（每分鐘吐出氣量）

所有項目2年間並無太大差異。

▌呼吸交換率

二氧化碳呼出量除以氧氣吸入量所得出的比率稱之為呼吸交換率，用於辨識釋放能量所需的能源物質。這是用來判斷消耗卡路里時使用的脂肪和碳水化合物數量的指標，相較於細胞分解碳水化合物時，會消耗6個單位的氧氣與產生6個單位的二氧化碳，分解脂肪時約消耗23個單位的氧氣並產生16個單位的二氧化碳。當細胞分解單純的碳水化合物時，呼吸交換率為1.0；分解脂肪時，呼吸交換率為0.7。當呼吸交換率指標高於1時，代表人體體內酸性物質增加，為了緩衝體內的酸性物質，

人體內會增加二氧化碳排出量,也會累積疲勞;當指標超過1.1時,即使不需要立即中斷運動,也代表人體已經達到運動極限。我這段期間運動的結果,呼吸交換率維持在0.88到0.95之間,在正常指標1以下,並沒有太大變化,屬於穩定狀態。

最大氧氣攝取量

當運動的強度持續增加,氧氣攝取量也會同時增長,然而這有一定的界線,要是已抵達界線,即使再怎麼增加運動強度,氧氣攝取量也不會同步增加。當抵達這個極限時,也就是氧氣攝取量已達最高的水準,可稱之為最大氧氣攝取量。由於最大氧氣攝取量跟體重有高度關聯性,所以本書利用體重1公斤的氧氣攝取量來評估最大氧氣攝取量。

男性年齡別的最大氧氣攝取量

年齡別	偏高	中等	偏低
20 歲區間	51.1 以上	37.9 - 51.0	37.8 以下
30 歲區間	47.8 以上	37.2 - 47.7	37.1 以下
40 歲區間	43.3 以上	30.1 - 43.2	30.0 以下
50 歲區間	38.1 以上	28.7 - 38.0	28.6 以下
60 歲以上	31.1 以上	24.0 - 31.1	24.0 以下

最大氧氣攝取量檢測

項目／檢測日期	2015 年 10 月	2017 年 12 月	單位
最大心跳數（HR）	146	152	次數
換氣量（VE）	53.5	56.2	L/min
氧氣攝取量（VO_2）	2218	2186	mL/min
氣體排出量（VCO_2）	1956	2018	mL/min
呼吸交換率	0.88	0.95	VCO_2/VO_2
換氣當量	24.1	25.7	VE/VO_2
最大氧氣攝取量	40.32	40.86	mL/min/kg

　　如上表所示，60歲以上男性的最大氧氣攝取量，如果達到
31.1屬於偏高。以我為例，2015年的檢測結果是40.32毫升／分
／公斤，2017年40.86毫升／分／公斤，最大氧氣攝取量不但達
到相對較高的水準，而且持續運動2年以來，指數並沒有減少
反而持續增加。

變化7 平衡感提升

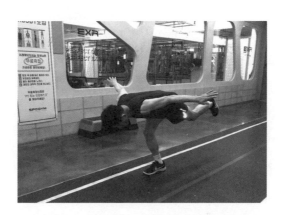

為了了解身體平衡感，採取單腳站立的姿勢。

　　檢測身體內部是否維持均衡，也是用來判斷身體年齡的方法之一。其中最具代表性的檢測方法稱之為「單腳站立」。如上面圖片所示，用單腳站立，身體略微前傾，保持上半身平衡，另一隻腳盡可能地往後抬高，看身體在單腳站立下是否能夠維持平衡，並且能持續多久時間。單腳站立也可以用來培養人體平衡感以及鍛鍊腳部肌肉，是非常有效的運動。

▌6個月的變化

　　從2015年1月到6月當中單腳站立練習的結果，左腳在1月時平均能夠站立74.5秒，不但每月持續增加，到了6月平均站立時間可以達到121.83秒，增加幅度為63.53％；右腳1月時平

均站立時間為80.62秒，到了6月增加為平均123.58秒，增加幅度為53.29％。

3年來的變化

持續3年練習單腳站立，2015年1月到2015年6月左右腳單腳站立時間分別增加63.52％、51.86％。到了2015年下半年因為疏於練習，平衡感分別減少12.40％、17.07％。從2016年開始我又恢復持續的運動，所以左右腳的站立時間也分別增加為133秒以及135秒。

02

70歲以後我的運動法

　　從我開始研究運動與健康的關係之後，我便擬定一套適合自己的運動計畫，計畫內容包括運動項目以及適合的運動強度。除了持續每天規律性的運動，我也維持有氧運動與阻力運動之間的均衡，並適當補充身體的水分。其中我認為最基本的法則便是維持水分的攝取量。雖然許多人都知道運動對健康的重要性，可是一旦開始運動，卻很容易疏忽水分的補充，反而對身體造成更大的傷害。

　　在我為年長者教授運動課程時，我還發現另一項事實，那就是年長者的水分攝取量比我們所想像的更為不足。即使不感到口渴，也必須持續提供水分給身體，如此一來運動的時候，才能降低肌肉的疲勞感，讓整個身體的生理功能順暢的運作。

比運動更重要的水分攝取

　　當體內水分減少時，會產生各種老化現象。各種媒體傳播都在強調補充水分的重要性，當體內總水量消耗2％，人便會感到口渴，這個時候如果立即補充水分，就能立刻恢復身體水分的平衡。然而當身體的水分流失達到4％，不但全身的肌肉會感到疲勞，運動續航力也會大幅降低。當身體持續出現脫水症狀，體內水分消失高達12％時，人體內負責因應外部溫度變化的內部適應反應能力消失，身體處於無力狀態，這時，單純的靠飲用水分，已無法恢復體內水分的平衡。

　　一般人都知道人體平均每天要攝取2公升的水分。可是真的要達到這個攝取量，在實務上還是有些許的困難。因此我在攝取水分時會以開水為優先選擇，其他的飲料在達到目標攝取水分之前，絕對不碰。此外在攝取水分時也配合我個人自身的標準，決定幾個必要原則：

第一、不喝湯品。

　　韓國飲食跟國外不同，湯類、鍋類食物與泡麵、冷麵等，湯水飲食太多，這並非飲用的開水，喝水飲食中的調味料不但會增加身體的負擔，也會減少開水的攝取。

第二、減少攝取非飲用水的飲料。

飲料有相當多樣化的種類,包含咖啡、氣泡水還有其他飲料,可說是數之不盡,由於咖啡對於心血管疾病有預防的效果,所以除了飲用適量的咖啡,其他飲料則是一律謝絕。

第三、也是最重要的一點,就是飲用開水。

話說每天飲用2公升的開水其實並不容易,並且不是一天兩天即可,而是十幾二十年都必須持續進行。這對一般人來說有相當難度,如果沒有配合持續的運動,可以說是難以達成。

我每天早上慢跑前後會先喝一瓶500毫升的開水,下午開始肌肉運動前後也會各喝一瓶。不管去哪裡我都會帶著一瓶開水,以便隨時補充水分。所以每天攝取2公升的水,對我來說已經不是一項作業,而是身體的一種習慣。

隨著運動的進行,人體會感到口渴。雖然各人體質不同,所以何時感到口渴、何時需要補充水分因人而異。可是人體越沒有運動,就越不感覺口渴,因此適當的運動能夠刺激人體對水分的需求,也提醒大腦要喝水。

曾經有一段時間我非常著迷高爾夫球,一個月總要去好幾次高爾夫球場。一整天在球場上奔走,用力揮桿,運動結束後,往往是用一杯冰涼沁心的冰啤酒來解決身體的渴症,直到日後健康衰退,開始研究運動時才發現這對身體有多大的傷害。之後在國外旅遊時所發生的狹心症,也可以歸因為身體水

分不足，造成血液無法順暢流通，所以攝取水分對於血液也有很大的影響。雖然罹患狹心症之後不但接受治療也按時服藥，可是我仍提醒自己每天要攝取適當的水分，這才是維持健康最好的方法。

減重用有氧運動，肌力靠阻力運動

運動可以分為兩大區塊——有氧運動與無氧運動，其中由於有氧運動可以供給身體內最大量的氧氣，對於心臟與肺部的功能有很大的幫助。如果持續進行有氧運動，不但有益心臟與肺部，也能顯著強化血管組織。

有氧運動的代表性運動有健走、跑步、騎腳踏車、低中度球類運動等。要檢測有氧運動的效果，最適當的方式就是可以不受季節與場所的限定，能在同一個時間點、同一個環境下進行，像是在跑步機上的慢跑運動。

要設定有氧運動的強度有許多方法，然而以最大氧氣攝取量來設定，並不容易實施，如果利用最大心跳數為基準，設定目標的心跳率之後再來調整運動的強度，是較為適當的方法。

舉例而言，我目前年紀77歲，最大心跳數153〔207-（77歲×0.7）〕，目標心跳設定為最大心跳數90％的話，便可以算出

數值是137.7（153×90％）。運動負荷的程度，也就是運動極限設定在心跳數在137.7以下較為適當。

我的情況是在考量全身之後，採取漸進式的方法，擬定以下的運動清單。

暖身運動

首先測量脈搏（安定狀態脈搏），然後進行5分鐘的暖身運動，再每分鐘調整一次速度，將速度依序設定為每小時5.2、5.4、5.6、5.8、6公里。

主要運動

測量脈搏後（運動開始脈搏），進行35分鐘的主要運動，剛開始10分鐘為慢走與快走，速度以每小時6.1到7公里之間，每分鐘交替變換速度，接下來10分鐘設定每小時7.1到7.5公里，每2分鐘交替變換速度，最後15分鐘是設定每小時7.6到8公里，分別跑步3分鐘，互相交替變換速度。

緩和運動

主要運動結束後，關掉心跳檢測儀進行5分鐘的緩和運

動。進行緩和運動時，一開始跑步機速度調整為每小時7.2公里，之後漸漸降低速度分別為6.4、5.6、4.8、4公里，然後每1分鐘調整速度並且調整呼吸。之後確定心跳檢測儀的最大心跳數與平均心跳數後，再次進行脈搏檢測（運動後心跳數）。

我運動時間非常規律，維持在清晨六點到八點之間進行。除了預防運動的時間受到其他時程的影響而中斷，在清晨進行運動，也讓我每天都可以享用美味的早餐。

每週3次的有氧運動盡可能維持在每週一三五的早上，每3到5分鐘左右持續飲共計1到1.5公升的水，以解除身體的渴症。

從我正式開始記錄運動的2014年8月起，到目前為止，我都按照擬定的運動計畫表實施，達成率幾乎百分之百，由於持續規律的運動也讓我的健康狀態維持良好，到目前為止，還不曾因為身體有病痛而中斷運動。

關於阻力運動

阻力運動的計畫表是按照F.I.T.T.原則 —— 運動頻率（Frequency）、運動強度（Intensity）、運動時間（Time）、運動類型（Type）—— 編製而成。此外，我還參考各種運動課程

相關的書籍，並加上考量個人的身體條件與環境的影響，擬定以下的運動守則：

- 早上進行慢跑運動，下午進行肌肉運動。
- 每週6天進行肌肉運動，每週日休息。
- 每天針對各一個大肌肉群與小肌肉群進行部位別運動，每次運動進行2到3種項目。
- 運動量維持在1到2個小時之間，以不超過2小時為原則。
- 運動期間攝取1到1.5公升的開水。
- 運動後進行簡單的沐浴。
- 運動時每個項目以不超過20分鐘為原則。

　　運動項目大都以健身中心的運動設施，如啞鈴等設備來調整。由於運動對於肌肉各個部位有不同的影響，所以如果能對運動種類還有運動對身體哪些部位的訓練可以有大致的了解，是非常有幫助的。在這裡並不是建議讀者每天都要進行所有的肌肉運動，而是決定運動日程，然後以身體各部位的肌肉運動項目，設計適合自身的運動表。

★我的運動項目

部位別運動項目

〔胸部運動〕：臥推（Bench Press）、胸推（Chest Press）、啞鈴斜上推舉（Incline Dumbbell Press）、蝴蝶機夾胸（Butterfly）、彈力繩運動（Band Fly）、伏地挺身（Push-Up）。

〔肩膀運動〕：肩推舉（Shoulder Press）、啞鈴過頂推舉（Overhead Dumbbell Press）、直立上提（Bar Upright Row）、啞鈴前抬舉（Front Raise）、槓鈴過頂推舉（Overhead Barbell Press）、啞鈴側平舉（Dumbbell Lateral Raise）。

〔背部運動〕：滑輪下拉（Lat pull Down）、引體向上（Pull Up）、啞鈴俯立划船（Bend-Over Dumbbell Row）、槓鈴曲體划船（Barbell Row）、高拉訓練（Machine Mid-Row）。

〔腿部運動〕：大腿推蹬（Leg Press）、大腿伸屈（Leg Extension）、腿部彎舉（Leg Curl）、啞鈴深蹲（Dumbbell Lunges）、直膝硬舉（Straight Leg Dead Lift）、槓鈴深蹲（Barbell Squat）。

〔手臂運動〕：槓鈴臂屈伸（Barbell Overhead Extension）、彈力繩下拉（Band Press Down）、椅子運動（Chair Dip）、啞鈴過頂伸展（Dumbbell Overhead Extension）、俯臥抬腿（Kick Backs）、啞鈴彎舉（Dumbbell Curl）、槓鈴彎舉（Barbell Curl）、二頭肌彎舉（Biceps Curl）、集中彎舉（Concentration Curl）。

〔腹部運動〕：仰臥起坐（Sit Up）、坐式曲膝上舉（Seated Knee Up）、抬腿（Leg Raise）、腳踏車運動（Bicycle Crunch）、折刀開合運動（Leg Up Crunch）、上腹肌捲腹（Core Crunch）、下腹部捲腹（External Abdomen Crunch）。

★星期別運動項目

星期一：

〔肩膀運動〕：肩推舉、啞鈴過頂推舉、直立上提。

〔腿部運動〕：大腿推蹬、大腿伸屈、腿部彎舉。

星期二：

〔胸部運動〕：臥推、胸推、啞鈴斜上推舉。

〔三頭肌運動〕：槓鈴臂屈伸、彈力繩下拉、椅子撐體運動。

星期三：

〔背部運動〕：滑輪下拉、引體向上、啞鈴俯立划船。

〔二頭肌運動〕：啞鈴彎舉、槓鈴彎舉、二頭肌彎舉。

星期四：

〔肩膀運動〕：啞鈴前抬舉、高度槓鈴臂屈伸、啞鈴側平舉、直立上提。

〔腿部運動〕：啞鈴深蹲、直膝硬舉、槓鈴深蹲。

星期五：

〔胸部運動〕：蝴蝶機夾胸、臥推、啞鈴斜上推舉。

〔三頭肌運動〕：椅子撐體、啞鈴過頂伸展、俯臥抬腿。

星期六：

〔背部運動〕：槓鈴划船、高拉訓練、啞鈴划船運動。

〔二頭肌運動〕：啞鈴彎舉、槓鈴彎舉、集中彎舉、二頭肌彎舉。

運動方法

1. 部位別運動選擇2到3個項目，每項運動在1個小時內完成，整體運動時間在2個小時內完成。

2. 所有運動項目以最低單位每次10到20次為一組進行，1RM的40％至50％10次2組，60％10次2組，70％10次2組，80％10次2至5組，最後40％10次1組。1RM的60％的運動之前速度盡可能加快進行。

3. 當運動強度達到1RM的80％，進行10次，若感覺很輕鬆容易，在運動器具上再增加重量，反覆進行5次。如果可以適應幾天下來實施的情況，可以再度調整RM的強度。

4. 進行運動時，每項目之間休息1到3分鐘，休息期間避免疲勞累積，盡可能地縮短休息時間。

5. 運動前暖身運動與運動後的整理運動是不可或缺的項目，為了避免造成運動時間過長影響主要運動的進行，盡可能分別在5分鐘內完成。

其他運動

1. **腹肌運動**：在沒有進行有氧運動時，可以每週2次，在早上進行仰臥起坐、坐式屈膝上舉、腳部上蹬、腳踏車運動、腿部上舉運動、上腹肌捲腹運動、下腹部捲腹運動等

腹部運動，每次運動時間在1小時內完成。

2. **柔軟度運動**：柔軟運動並不按照身體部位別區分，最重要的是隨時進行全身伸展運動即可。

3. **平衡感運動**：平衡感運動以單腳直膝硬舉運動為主，每次運動左右腳分別進行2至3次硬舉，每週運動1次。

2018年7月運動日誌

03
跟運動同等重要的營養

　　如果想要健健康康活得長久，基本要素之一就是必須供給能維持身體健康機能與日常生活活動所必需的能量。

　　如同前面所提的，規律的運動可以為身體帶來正面的變化，例如降低體脂肪、提高肌力與骨質密度等效果。進行有氧運動可以提高身體體能與活動力，然而如果沒有搭配適當的營養作為前提，不但達不到任何健身效果，甚至可能為身體帶來不良副作用。因此如何攝取營養，也會決定運動是否能夠帶來成功的效果。

　　營養素可視為燃料，不但提供運動時身體所消耗掉的能量，也是提供身體健康的原料，才能讓身體產生正面的變化。從各種研究結果可以看出，在為了調整體重所進行的運動之

前，首先要做的就是調整飲食，這是最重要的。

在減重時，減少的人體組織當中有75％是脂肪，25％是肌肉量。因此減重時，最需要考量的是營養素均衡，其次是不論進行有氧運動或是阻力運動，或是兩個運動一起進行，必須不能造成肌肉量減少的減重才算得上是成功。因此首先透過身體組成分析表可以看出每個人身體的特性，再了解我們每天所攝取飲食的特徵，然後擬定適合自身的食譜。

水果類與蔬菜類含有豐富的碳水化合物、蛋白質、脂肪，還有膳食纖維，必須均衡攝取。此外，越是上了年紀的人，越需要留意營養食品的補充，還有隨時飲用潔淨的開水，這也是健康的食譜所必須具備的條件之一。

維持健康的營養素攝取方法

計畫一天的食譜之前，得先了解自身一天所需要消耗的總熱量。

能量代謝量的計算

1. **基礎代謝率**：人體為了維持身體正常功能，體內穩定狀

態，還有自律神經系統活動所需最低的能量，換句話說，也就是維持生命所必須消耗的基本能量。

> **計算方法**：依據哈里斯貝內迪克特公式（**Harris-Benedict equation**）──
>
> **男性**66.473＋〔13.751×體重（公斤）〕＋〔5.00×身高（公分）〕－〔6.755×年齡（歲）〕
>
> **女性**655.095＋〔9.563×體重（公斤）〕＋〔1.849×身高（公分）〕－〔4.675×年齡（歲）〕

2. **運動代謝量**：除了身體基本代謝以外，身體活動時所需消耗的能量，也就是主觀意識下進行肌肉活動時所消耗的能量。舉例說明，進行中強度的運動時，總能量消耗量約為30％至40％。

3. **攝取飲食時所消耗的能量**：這是指來自於人體攝取食物時、在進行消化吸收代謝，還有食物移動與營養儲存的過程當中，促進自律神經系統的活動等，所需消耗的能量約為10％。

4. **適應代謝量**：在各種壓力情況下，隨著自律神經與荷爾蒙的變化，產生的熱能所消耗的能量。消耗能量約為7％，

所以在能量消耗計算時不包含在內。

基礎代謝率在身體組成表有出現，依據首爾大學醫院病理所檢測的X-SCAN結果，我的基礎代謝率約為950到1000大卡，我的基礎代謝率依據哈里斯貝內迪克特公式計算：

> 年齡77歲，體重54公斤，身高158公分，**基礎代謝率**為：
> $66.473 + 13.751 \times 54 + 5.003 \times 158 - 6.755 \times 77 = 1,080$大卡。
> **總能量使用量**為基礎代謝率（**1,080**）＋運動代謝量採用40％（**432**）＋飲食代謝量（**150**）＝1,662大卡。

營養素構成比例

構成身體能量的營養素攝取比率按照每個人的身體條件而有所不同，不過參考韓國健保福利部以2015年為基礎所發表的「韓國人營養素攝取標準」來看，碳水化合物為55％到65％，蛋白質7％到20％，脂肪15％到30％，可以說韓國國民的平均營養攝取量比例分別為60：15：25。事實上在2011年所做的「國民健康營養調查」結果也顯示，韓國人的飲食實況裡，碳水化合物為65.8％，蛋白質為14.6％，脂肪為19.6％，其中碳水化合物所佔的比重最高，由此可以看出韓國人民的飲食普遍偏重於碳水化合物。

反過來看美國的情況就明顯不同，美國所發表的國民營養攝取比重是碳水化合物為45％到65％，蛋白質10％到35％，脂肪為25％到35％。美國約翰霍普金斯大學保健研究所所建議的營養素攝取比例為碳水化合物48％，蛋白質25％，脂肪27％。

依照上述資料情形比對可以看出，目前韓國國民的食譜當中，碳水化合物所佔比率相較其他國家約高出10％，因此韓國國民應該調整飲食結構，減少碳水化合物的攝取比重，增加優質蛋白質以及脂肪的攝取量。

較為理想的營養攝取量以體重每磅（1磅約為0.45公斤）計算，1克蛋白質的熱量有4大卡，1磅體重需1克蛋白質，脂肪為總熱量的15％，其他為碳水化合物的攝取。舉例來說，體重150磅的男性所需能量為2000大卡的話，理想的食譜營養素含量應為蛋白質為4大卡×150＝600大卡，脂肪為2000大卡×15％＝300大卡，剩餘能量則是攝取碳水化合物1100大卡。所攝取營養素，碳水化合物、蛋白質、脂肪依序的比重為55：30：15，蛋白質的攝取比重約為30％。

也可以推論韓國國民的攝取飲食是以碳水化合物為主，西方人飲食文化相較於韓國則是偏重攝取蛋白質為主。依據作者的經驗，比起日常飲食的攝取的能量，當人體需要消耗更多的能量時，只要增加進食可以產生熱量的食物即可。然而比起日常三餐的飲食，當攝取更多的熱量，體重也會隨著增加。

食品別構成比例

　　從我們所攝取的飲食上所列示的食品營養素構成表可以看出，五穀類（碳水化合物）幾乎不含任何脂肪，肉類與海鮮類食物則包含豐富的蛋白質與脂肪。

　　每種食物的成分都不同，例如雞胸肉幾乎不含脂肪，可是鯖魚等青綠背魚類則含有豐富的蛋白質與脂肪；而雖然堅果類含有各種均衡的營養素，可是由於脂肪比率偏高，若是攝取過量，反而會對身體產生負擔。近幾年雖然喜歡喝咖啡的人口增加，然而依據咖啡原豆的營養成分表來看，咖啡幾乎不含任何人體必需的營養素。

　　如果要攝取膳食纖維，食用沒有去除米糠與胚芽的穀類是最好的選擇。未經去除米糠與胚芽的穀類，比有去除的穀類其膳食纖維多出兩倍，而且還包含各種礦物質，所以食用糙米飯或者是其他含有完整穀類的麵包，對健康非常有幫助。

　　水果方面，果皮比果肉含有更高的膳食纖維。以柚子為例，整顆水果含有約7.9公克的膳食纖維，可是果肉部分的膳食纖維含量只有3.6公克。

　　有在運動的情況下，因為運動與用餐時間有所差異，所以可能拉長用餐時間，這時可以攝取一些營養補充劑，不過在攝取前仍須慎選營養補充劑的品質與營養成分。

訂定適合自身的健康食譜

　　擬定食譜之前，首先應決定每天用餐的次數，以及用餐時各種營養素及熱量的攝取比重。

　　早餐攝取的營養是否足夠，可以左右一整天的活力。即使是在我年輕的時候，每天早上都會進食足夠的早餐，這已成為我一個非常重要的習慣。當時這個習慣並不是為了身體健康，而是生存的本能，因為這樣才有體力應付接下來一天的工作及生活。不過現在除了強調一日三餐定時定量之外，也有專家學者提出一日一食或是一日多餐有助於養生的說法。

　　現在我每天清晨都有慢跑的習慣，所以早餐更是不可忽略。而午後在體育館運動是我每天必要的作業，所以午餐也是按照決定好的食譜用餐。運動之後必須補充能量，所以晚餐也會按時進食，因此我是依照自己的生活型態來擬定一天三餐的營養食譜。

　　雖然說同樣一日三餐，有人建議早上可以減少早餐的用量，有助於維持一天的營養均衡，不過我按照自己的身體情況與生活作息，在擬定食譜時，並沒有特意調整一日三餐的營養比重。

食品營養成分表

食物種類	單位 （公克）	大卡	碳水化合物 （公克）	蛋白質 （公克）	脂肪 （公克）
糙米飯	210	351	78.3	6.9	0.4
白米飯	210	320	69.7	6.3	0.2
麵包	100	293	54.4	9.0	4.0
雜糧麵包	100	264	52.7	8.4	2.2
雞胸肉	100	102	0	23.3	0.4
豬肉	100	241	0.4	17.8	17.5
牛肉	100	190	13.1	19.3	11.3
烤魚	100	144	0.2	26.6	3.3
烤白帶魚	100	192	0.1	25	10
烤鯖魚	100	271	0.4	25.8	17.1
水煮蛋	100	155	1.1	12.6	10.6
白菜泡菜	100	25	4.4	1.4	0.2
豆腐	80	70	0.6	6.1	4.7
豆芽菜	100	52	2.0	3.4	3.4
菠菜	100	82	4.0	4.0	5.4
蘋果	100	49	13.1	0.2	0.1
香蕉	100	80	21.2	1.0	0
松子	100	640	17.6	15.4	61.5
核桃仁	100	663	12.6	15.4	66.7
優酪乳	65	45	10	1.0	0
咖啡	100	4	0.5	0.3	0.1
營養補充劑	40	155	19	15	2

食譜的營養素比例

擬定營養素攝取比例時，應按照各自生活型態而異。以我專攻運動學的立場而言，雖然需要鍛鍊肌肉，可是在擬定食譜時並不會因此只著重蛋白質的攝取。我所擬定的食譜以維持碳水化合物50％，蛋白質30％，脂肪20％的比例為原則，而且這個食譜持續至今已經是第4年了。

擬定個人食譜的原則

在擬定個人食譜時有幾個基本原則：

1. 用餐時，以水果、蔬菜、蛋白質食物、脂肪類食物、碳水化合物食物為先後順序。如果進食的順序相反，容易造成水果及蔬菜的攝取不足。
2. 不喝咖啡以外的其他飲料。
3. 吃堅果類時使用筷子進食。
4. 不進食湯類飲食。
5. 另外攝取適當的營養食品，補充營養均衡。
6. 用餐時間以早上八點、中午十二點半、下午六點為原則。
7. 攝取其他營養補充劑。每天服用蛋白質補充劑與維他命C各3000毫克，鈣質補充劑每天500毫克，Omega-3每天2000毫克，其他補充劑視個人需要自行調整。

早餐以雞胸肉與雜糧麵包為基本菜單。

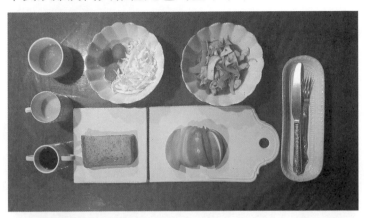

午餐以糙米飯、雞蛋及魚肉為基本菜單。

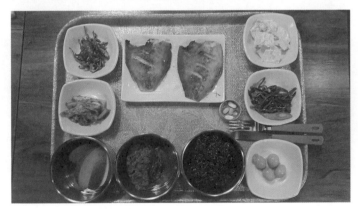

晚餐則是在運動後先攝取綜合營養補充劑，用餐時以糙米飯、豆腐為主。用餐後再吃適量的堅果類。

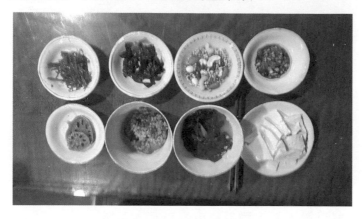

1670大卡的基準食譜

	種類	單位 （公克）	大卡	碳水 化合物 （公克）	蛋白質 （公克）	脂肪 （公克）
早餐	原豆咖啡	100	4	0.5	0.3	0.1
	雞胸肉	130	133	0	32.4	0.5
	水果類	200	104	24.5	0.5	0.4
	蔬菜類	128	52	11.2	1.1	0.3
	雜糧麵包	38	97	17.2	2.0	2.0
	優酪乳	65	45	10	1.0	0
	起司	18	60	1.0	3.0	5.0
	小計	679	495	64.4	40.3	8.3

午餐	水煮蛋	60	81	0.7	9.1	4.6
	水果類	120	60	14.4	0.3	0.2
	糙米飯	100	167	38.2	3.3	0.2
	蔬菜類	128	52	11.2	1.1	0.3
	白肉魚	124	160	0	32.5	3.4
	調味海苔	10	19	2.1	2.3	0.1
	小計	542	539	66.6	48.6	8.8
晚餐	糙米飯	100	167	38.2	3.3	0.2
	蔬菜類	128	52	11.2	1.1	0.3
	豆腐	85	90	6.0	12	2.0
	堅果類	20	124	2.6	2.2	11.6
	營養補充劑	53	203	25	20	2.5
	小計	386	636	83	38.6	16.6
總計		1607 公克		214 公克	127.5 公克	33.7 公克
大卡			1670	856	510	304
%			100	51.3	30.5	18.2

在嚴格執行有氧運動與高強度阻力運動雙管齊下後，我的身體機能開始提升。

可是我周遭上了年紀的年長者們，看到我持續進行這麼高強度的運動都為我感到憂心，擔心過度的運動會對身體造成負擔。然而事實與大家所顧慮的相反，科學方面也證實，為了維護年長者的健康，適當的強度運動是必要的。

不過進行運動時，仍須兼顧年齡與身體健康狀態來擬定運動項目，這是非常重要的一點。

第 2 部

為年長者量身訂做的運動法

無論是為了降低氧化壓力以延緩老化、增加質密度、
增加肌力與瞬間爆發力、提升柔軟度與平衡感……，
都各自有適合的運動。
在運動前，最好先透過健康檢查了解自己的身體組成，
以便安排最適合自己的運動計劃。

01
科學證明的運動效果

我所親身體驗從運動當中獲得的健康效果,是否也適用在其他人身上呢?

之前鑽研運動學,只是從書本上的學術理論,了解年長者與阻力運動的實踐,在我親身體驗後,決定親自實驗,探討高強度阻力運動對於年長者的健康會帶來什麼影響,希望能明白像我這樣超過70歲的年長者,在進行啞鈴或是舉重練習等高強度的阻力運動時,體力和機能會引起什麼變化。

降低老化原因——氧化壓力的運動

　　為了進行研究，我決定先招募實驗對象，透過介紹，找到近畿道光州市平均73.5歲以上的高齡者30名。這次實驗的目的，主要是研究運動對於肌肉疲勞所產生的氧化壓力或抗氧化劑的影響。所謂的氧化壓力，是指體內的氧化自由基增加造成身體酸鹼值失衡的狀態。研究報告指出，氧化自由基是引發老化與疾病的原因之一，是屬於有害的自由基，即使透過運動來鍛鍊全身肌肉，一旦體內的氧化自由基隨之增加，反而會對健康造成負面影響。

　　首先，所有參加實驗者在身體活動上必須沒有任何問題，且在進行實驗之前並沒有進行規律性運動。另外關於所有實驗者的健康狀態，事先已經由京畿道光州市所在的醫院做過健康檢查，並取得醫院所提供的診斷意見書做參考。

　　參與實驗的對象是從志願者當中隨機挑選，入選者按照實驗的運動型態區分為3組，分別為控制組、低強度運動組以及高強度運動組。實驗一開始時每組10名，然而在實驗過程中，實驗組有3名、低強度組有1名、高強度組有1名舊疾復發的參加者，不得不中途退出，所以整體參與實驗人員總計25名。

參加者的身體特徵

	M±SD		
	控制組	低強度運動組	高強度運動組
	n＝7	n＝9	n＝9
年齡（歲）	73.99±7.92	74.03±4.70	72.64±5.83
身高（cm）	163.46±2.78	164.52±6.31	166.45±7.49
體重（kg）	67.17±5.74	66.20±9.49	72.13±6.99
BMI（kg/m^2）	25.26±2.18	24.57±3.37	26.22±3.31

1. **身高體重與身體組成**：所有參加者的身高體重與身體的組成資料，是於京畿道光州市所在的醫院inbody430檢查中心進行檢查。

2. **活動體力**：身體上下肢的肌肉功能，柔軟度與敏捷性，動作的平衡感與心肺功能持久力，還有心理健康等檢測。

3. **氧化壓力分析**（酸性體質測試）：檢測酸性體質指標的抗氧化酵素活性指標F2-Isoprostanes（**F2-IsoPs**，是細胞中富含的花生四烯酸經過氧化作用所產生，是檢測脂質過氧化的指標），MDA（**malondialdehyde**，丙二醛，檢測體內脂肪酸過氧化程度），SOD（**Superoxide dismutase**，超氧化物歧化酶，是人體內對抗自由基的第一道防線，當身體吸入氧氣進行新陳代謝時就會產生超氧化物陰離子，若不加以消除，就會破壞體內的細胞，造成人體老化與疾病），GPx（**Glutathione**

peroxidase，穀胱甘肽過氧化物酶，是細胞內主要保護細胞不受自由基攻擊的水溶性抗氧化物），與總抗氧化能力指標TAS（total antioxidant activity，體內總抗氧化能力）。

4. **血液檢查**：在每個月第一個星期第一天，經由12小時以上禁食，於上午第一次運動的前後，針對所有實驗者進行血液採樣檢驗。最後採取同樣檢驗方式，在每個月最後一週的最後一天，於上午第一次運動前後，再對所有的實驗者進行抽血檢查。

開始運動後的變化

　　實驗進行時，所有參加者一起做運動測試，其中分為控制組、低強度運動組與高強度運動組，並分別擬定各組的運動項目表，運動場所是位於京畿道光州市的lifetime體育館，實驗期間自2017年6月到2017年8月，為期2個月，實驗期間所有參加者的運動次數與運動強度都是按照原先規劃進行，以明確檢測實驗者在開始運動後所產生的身體變化。

1. **時間**：主要運動包含事前暖身運動與事後整理運動，一共有6個運動項目，每個項目進行3次運動，整體運動時間在1個小時以內完成。

2. **運動次數**：每個星期運動3次，分別為星期一三五進行，運動期間總計8週。

3. **運動強度**：以低負擔的1RM低百分比的弱度運動進行暖身後，高強度運動組以1RM的80％強度進行3組運動，每組運動反覆進行10次，然後再以40％的強度進行15到20次的運動。低強度運動組以40％的強度進行3組運動，每組運動分別為10到15次，然後從第5週開始改為15到20次運動。控制組在運動開始的第一天及最後一天一起參加運動，然後8週的實驗期間不參與任何實驗運動，並且記錄這個期間內各自運動內容的日誌。

4. **準備運動**：包含7組伸展運動，分別為頸部伸展運動2組、肩膀伸展運動、雙手開合伸展運動、腳部伸展運動、腿部肌肉伸展運動、踝關節足底筋膜伸展運動各1組，進行時間為5到10分鐘。

5. **緩和運動**：以拉筋運動為主軸，分別進行背部伸展運動、腰部肌肉伸展運動、腰部神經伸展運動、大腿神經伸展運動、臀部伸展運動、站姿側屈伸展運動以及臥姿手腳開合伸展運動等7個項目，運動時間為5分鐘。

6. **主要運動**：

   星期一：胸推、蝴蝶機夾胸、大腿推蹬、大腿伸屈、滑輪下拉以及三頭肌訓練運動。

   星期三：肩推舉、啞鈴推舉、大腿推蹬、腳部訓練、腿部

彎舉以及三頭肌訓練運動。

星期五：胸推、蝴蝶機夾胸運動、肩推舉、滑輪下拉、抬腿以及二頭肌彎舉運動。

在實驗期間，雖然控制組成員的體重有些許增加，而其他參與實驗的高低強度運動組組員的體重有所減少，可是整體而言，體重僅出現些微的變化，對於實驗並沒有太大意義。

體脂肪方面，3個實驗組都出現體脂肪降低的結果，特別是高強度與低強度運動組的實驗者，體脂肪降低的比例之明顯，已經達到可以作為身體產生變化的指標之一。

此外，所進行的運動當中，尤以手掌抓取所產生的握力，或者是起立坐下，或是上半身下彎，2分鐘原地踏步等運動，都隨著實驗的進行，在高強度與低強度運動組之間出現些微的變化。實驗過程中，所有的參賽者全都佩戴計步器，以便進行測量。在進行實驗時，所有參加者的步伐約略增加17.38％，增加的幅度顯而易見。

構成細胞的物質大部分為脂質，當身體受到有毒的酸性物質攻擊，脂質便會產生氧化現象，這個變化稱之為脂質過氧化。過氧化脂質會攻擊其他細胞，造成其他細胞被破壞，由於過氧化脂質特性十分黏稠，所以容易阻塞血管。想要了解人體老化的程度，脂質過氧化的數據便成為重要的測試指標。此外，脂質過氧化所產生的副產物當中，利用檢測氧化壓力指數MDA的濃度，亦有助於了解脂質過氧化的變化趨勢。

8個星期的實驗運動後，在結束的隔天針對所有實驗者進行一輪運動後所檢測出MDA的結果顯示，3個群組的MDA都有所增加，特別是控制組以及高強度運動組，都有非常明顯增加的趨勢。雖然也同時針對脂質過氧化的指標——抗氧化酵素活性指標（**F2-Isoprostanes**）進行檢測，然而結果顯示，抗氧化酵素活性指標在實驗前後並沒有出現太大變化。

　　實驗結束後也針對其他指數進行檢測，包含抗氧化酵素指標的SOD與GPx，以及總抗氧化能力指標的TAS等。首先SOD在低強度運動組當中並沒有產生明顯的變化，然而在高強度運動組當中，指數由1.84U/mol增加為1.97U/mol，明顯上升7.07％，以整體統計數據顯示，可說是非常重要的變化之一。

　　GPx在所有實驗組當中均出現十分重要的變化；TAS在控制組中雖然沒有出現明顯的變化，然而在低強度運動組可以得到增加18.27％、高強度運動組增加40.91％的檢測結果。

　　以此說明本次實驗的結論：男性高齡者在進行有氧運動與阻力運動的運動項目時，總抗氧化能力也隨之增加。首先在八個星期當中參與運動的實驗者，先不問他們進行運動的強度差異，光是就身體活動與體力都有很明顯的增加。雖然說進行阻力運動會導致氧化自由基的增加，然而重點在於進行運動之後，氧化自由基與抗氧化酵素同時增加的情況下，結果顯示人體的總抗氧化能力相較運動前增加，這是一項非常值得注意的變化，因為這代表如果我們要降低造成身體老化與疾病的氧化

壓力，就必須貫徹運動健身，運動是一帖健康長壽的良藥，這項實驗結果對人體健康有著非常重要的意涵。

增加骨質密度的運動

造成人體老化與疾病的原因，除了氧化壓力外，會隨著年紀增長出現的另一個主要變化，就是骨質密度的流失。雖然一般人都認為這是老化無可避免的身體變化，不過藉由運動是否可以幫助減緩骨質密度流失的速度？骨質密度流失確實容易造成人體老化後伴隨而來的肌肉衰退、全身無力。如果人體出現肌力衰退，肌肉量減少，那麼，最後連骨骼也會受到影響。

為了分析比較進行低強度與高強度的阻力運動時，對於人體骨骼肌體脂肪率以及骨質密度所產生的影響，我決定招募其他參加實驗者，進行更深入的研究。

本次參與實驗對象，是居住在菲律賓首都馬尼拉，平均58歲的男性後備軍人。雖然這些人都沒有經歷過有系統的運動訓練，經取得位於馬尼拉的Healthway醫院所提出的診斷書來看，這些參加者的身體活動情況良好，經過確認健康狀態，他們便開始投入實驗。

隨著運動型態區分為低強度運動組與高強度運動組，每

組分別有9名參加者。然而這一次也跟之前的實驗一樣,在體檢過程中有1名提出放棄,另外1名在醫院檢查過程中被剔除資格,還有1名在進行運動時,由於醫生的建議與勸告中途停止實驗,本次運動實驗總計有15名參加者全程完成。

參加者的身體特徵

	M±SD	
	低強度運動組	高強度運動組
	n = 8	n = 7
年齡(歲)	57.04±3.82	57.24±3.72
身高(cm)	76.56±17.14	76.27±12.54
體重(kg)	166.25±6.32	172.14±4.67
BMI(kg/m²)	27.6±5.4	25.7±3.6

當然,在進行實驗之前,都有向所有參加者詳細解說過所有事項,包括身體檢測項目以及運動項目,本次研究的目的,實驗內容與實驗過程,預計可能產生的效果以及潛在的危險因素等。希望在實驗的前半段先讓大家了解這次實驗的目的,然後在當中挑選出表現積極的參加者進行實驗。

1. **身高與體重**:實驗者的身高與體重是在醫院使用一般規格的體重計測量。

2. **身體組成**:實驗者的身體組成檢查是在菲律賓首都馬尼拉

所在的醫院進行，檢測項目包含骨質密度、體脂肪率、手臂肌肉量、腿部肌肉量以及身體肌肉量。測驗時間點為實驗開始的第一週以及實驗最後一次運動結束後。

3. **活動體力**：為了檢測實驗者的肌肉能力，這裡採行1RM測試，進行的運動包含二頭肌彎舉、臥推、胸推、大腿伸屈、腿部彎舉。

之後利用握力機來測量實驗者的握力，此外還有舉啞鈴以及30秒起立坐下，上半身向前彎來測定實驗者的身體柔軟度，以及2.4公尺往返走路來測試實驗者的動作敏捷性，還有動作平衡感測試。

短期運動也能增進身體機能

骨質密度的測試機構為馬尼拉奎松市的BMI SILMER WORLD INTERNATIONAL中心，測試期間為2015年9月到12月，測試準備期間1週加上運動時間12週，總計13週，與前面所述在京畿道光州市所進行的實驗模式相似。

實驗正式開始之前，所有參與實驗者的體力變化檢測數據也是不容忽略，準備期間所有實驗者的健康檢查，暖身運動，1RM檢測，以及第一週進行2次1RM檢測後，取數據最大值作

為實驗初期對照數據。之後並於實驗期間第7週與第13週再次檢測，以了解肌力的變化趨勢。

1. **運動時間**：運動時間以1個小時為原則，期間進行6種運動項目，分別實施3組，暖身運動與緩和運動另外進行。

2. **運動頻率**：在實驗期間12週當中，以每週一三五分3次進行，進行時間為上午10點開始。

3. **運動強度**：高強度運動組以1RM的80％強度進行3組運動，每組運動反覆進行8次，之後再以40％的強度進行15到20次1組的運動；低強度運動組以1RM的40％強度進行3組運動，每組運動進行10到15次。

4. **暖身運動**：

   複合式訓練運動（Complex Training）：

   ─深蹲式伸展運動8次。

   ─全身伸展運動（World's greatest stretch）每邊3次。

   ─髖關節伸展（Hip mobility，前方／側方）每邊4次。

   啟動運動（Activation Training）：喚醒神經與特定肌肉的連結，讓身體肌肉、神經正常運作，動作更有效率。

   ─棒式運動（Front plank）20秒

   ─曲膝橋式運動（Glute bridge）20秒

5. **緩和運動：**

靜態伸展運動（Static stretch）：

—背部下方腰部2次×15秒

—大腿後方2次×15秒

—大腿前方2次×15秒

—臀部肌肉2次×15秒

—胸部2次×14秒

—胸椎2次×15秒

—頸部2次×15秒

6. **主要運動：**

星期一：高腳杯深蹲（Goblet Squats）、滑輪下拉、直膝硬舉、臥推、二頭肌彎舉、繩索肱三頭肌頂舉（Cable Tricep Extension）。

星期三：大腿推蹬、啞鈴斜上推舉、大腿伸屈、阿諾推舉（Arnold Press）、腿部彎舉、槓鈴划船。

星期五：史密斯蹲舉運動（Smith Squat）、滑輪下拉、胸推、槓鈴划船、肩推舉、坐姿斜板屈臂彎舉（Preacher Curl）。

當為期13週的運動實驗結束後，所有15名實驗者的肌肉量全都較實驗前增加，其中高強度運動組約增加3.75％，低強度

運動組增加約3.93％，雖然結果顯示，低強度運動組的實驗者肌肉量增加的幅度略高於高強度運動組，重要的是兩組的實驗結果都出現了肌肉量增加的趨勢。

本次實驗的主要目的之一是骨質密度（BMD），果然在實驗結果也出現明顯的變化。在高強度運動組的骨質密度平均增幅為1.94％，低強度運動組增幅約為2.22％，依據整體統計來看，增加幅度可視為是具有意義的變化趨勢。一般而言，越是上了年紀，骨質密度就越難保持原先狀態，可是經由本次實驗證實，規律運動可以增加人體骨質密度。

當所有的實驗者發現實驗結果大家的骨質密度都明顯增加，眾人看起來像是受到鼓舞一樣顯得十分歡喜。還有，所有實驗者在其他身體部位的健康指標，也可以明顯看出改善，特別是體脂肪量在高強度運動組是減少3.16％，低強度運動組是減少3.23％；體脂肪率方面在高強度運動組減少4.71％，低強度運動組則減少4.53％，果然高強度運動組的減少幅度略高，依統計數據來看，兩組在實驗前與實驗後都出現了具有意義的明顯差異。

此外，握力方面，高強度運動組左腕握力增加5.91％，右腕握力增加6.86％；低強度運動組的左腕握力增加9.98％，右腕握力增加4.70％。舉啞鈴的次數方面也出現類似的趨勢。高強度運動組左腕增加60.19％，右腕增加65.93％；顯示舉啞鈴的能力有所提升，另外在低強度運動組的左腕增加58.24％，

右腕增加62.09%。雖然高強度運動組增加幅度略高,以上面兩種健康指數的數據來看,這並不是單純的健康指標改善,而是可以明顯看出運動對促進健康的顯著效果。

進行1RM的檢測時,以1RM的胸推、臥推、二頭肌彎舉作為檢測運動。這3項運動在連續13週的規律運動下都出現確切的效果,特別是臥推的數據差異在實驗前後最為明顯。

此外,研究的項目如下肢肌肉功能、柔軟度、敏捷性及動作平衡感等,其實驗結果究竟會出現什麼變化呢?

首先,為了研究下肢肌肉功能所進行的30秒起立坐下運動,研究結果顯示,高強度運動組能力提升159.39%,低強度運動組能力提升112.74%。

越是上了年紀越容易看出體力衰退的信號之一,就是下肢肌肉功能的變化。因為越是減少身體的活動量,越容易造成身體組成的退化。同樣的,身體柔軟度方面,高強度運動組柔軟度增加11.76%,低強度運動組增加7.39%;活動敏捷性與動作平衡感方面,果然高強度運動組的增加幅度為5.88%,略高於低強度運動組的增加幅度4.60%,數據雖然兩組略有差異,整體而言,健康指標的數據都有向上提升。從上述實驗數據來看,高強度運動組相較於低強度運動組有相對顯著的成果。

扣除1週的準備期,本次實驗中總計進行為期12週的運動,實驗前與實驗後的差異出現令人驚訝的結果。骨質密度方面,兩個實驗組都出現骨質密度增加的結果;體脂肪率也是兩

組都有減少的現象，肌肉功能與柔軟度、動作敏捷度以及動作平衡感方面，雖然僅有小幅變化，可是仍然可以看出運動對於人體機能改善的可能性。

　　如果再詳述本次實驗的結論，比起進行的運動強度高低，持續地進行阻力運動的男性年長者的身體構造和活動體力，很明顯的受到運動的影響，雖然這次實驗期間僅有3個月，並不算長，就已經能夠有這樣的變化，若是能夠持續運動，相信一定會出現比實驗結果更顯著的變化。

02

開始運動之前
先了解身體狀況

　　究竟運動對我們的身體產生何種影響,才會帶來這樣的機能變化?

　　如果想要知道變化的原因,首先得先了解我們的身體組成。現今各種資訊總是提醒我們要準備迎接百歲時代的來臨,可是我們對於自己身體的了解卻顯得相對不足。在不了解自己身體的狀態下,就算有再多再好的健康資訊,我們也無法善加運用,更無法為我們帶來幫助。

　　在我的健康出現異常之前,身體機能自然也隨著年紀增長而出現老化衰退的現象。當時除了攝取一兩種營養補充劑以外,對於打造健康的身體絲毫沒有付出半點努力。然而當我發

現健康的重要性之後，驚覺不能再聽任身體隨著年紀增長而放任不管，所以我開始研究打造健康身體的方法。

閱讀身體組成分析表

我身邊有許多人都定期接受健康檢查。可以看到他們在健康檢查之後取得健檢表，按照醫生的診斷定期用藥或是開始運動。隨著對健康的重視，自然而然地，在聚會時也常常彼此提到關於本身健康出現問題的部分，如血壓、血糖等數據產生什麼變化的對話。然而健檢表上如果指數沒有出現特別異常，醫生也沒有另外提出診斷意見，就無法引起人們的關注。

不論是為了了解身體狀況到醫院，或是為了運動到健身房報到，人們首先會做的第一件事情就是身體檢查。一般是以生物阻抗分析（**Bioelectrical Impedance Analysis, BIA**）進行身體組成的檢測，檢測結果包含許多對人體健康重要的數據。然而由於檢查結果與疾病並沒有直接關聯，所以這些數據的重要性常被忽略。

人體是由3個主要構造——肌肉脂肪、骨骼還有其他的內臟器官神經組織等所構成。由組織成分來看包含水分、蛋白質、脂肪以及礦物質等。

　　一般的檢測表中，是以上述基本的身體組成要素列出個人檢測值與標準值來進行對照比較。從表中除了可以看出目前身體的基本構造還有身體狀態，更重要的是，檢測值與一般標準值出現多大差異，例如體內蛋白質是否達到標準，脂肪與肌肉的比率是否達到平衡等。依照檢查結果開始訂定長期性的計劃，包含飲食習慣與身體活動等，為的就是要讓身體指標能夠獲得改善，拉近與一般標準值的距離，這也是通往無病長壽百歲健康時代的重要捷徑。

從身體組成分析表來找回健康

　　從身高決定標準體重。一般而言，以身體組成達到平衡的年輕男性為例，標準比重為肌肉45％，脂肪15％，骨骼15％，其他組成為25％，合計100％。女性則為肌肉36％，脂肪27％，骨骼12％，其他組成為25％為身體均衡比例。其中女性肌肉比例較男性為低，脂肪比例則略高於男性。

　　由組織成分來看，人體內水分達到60％至65％，脂肪15％至20％，蛋白質15％至20％，礦物質5％至7％，則人體可以維持穩定的健康狀態。檢查表以個人檢測值與標準值並列的方式，能幫助人們一眼看出自己身體組成與標準數據的差異。

身高

　　身高是顯示人體基本發育的代表性指標。雖然遺傳特質也是影響身高的原因之一，但身高發育也受到成長環境因素的影響。韓國人的平均身高在全世界看來雖然屬於中等標準，然而近年來平均身高呈現快速增加的趨勢。

　　以男性為例，身高發育到20歲左右達到尖峰之後，隨著年齡增加，身高會逐漸縮減，到了70歲，身高則減少將近4%左右。女性則是在16到18歲身高達到最高值之後，開始逐漸減少，到了70歲以後，身高約略減少3%左右。

　　從醫學方面來看，隨著年齡增加身高減少的原因，主要是由脊椎壓迫與脊椎之間軟骨的椎間盤長度與模樣出現變化，以及肌肉張力減少與姿勢不良彎腰駝背所造成。此外早上與晚上的身高也有1到1.5公分的差異，主要是因為脊椎之間的軟骨受到體重壓迫，導致晚上的身高相較白天略微減少；白天檢測的身高會略微增加，這是由於晚上入睡時身體平躺，軟骨解除壓迫感所致。

身體水分

　　人體的三分之二是由水所構成，水可說是人體最主要的成分，也是維持生命必需的要素之一。

　　水參與了人體內蛋白質、酵素、核酸等活性高分子或細胞的運作，此外，也負起營養素與廢棄物的運送，還有熱量傳導以調節人體體溫，維持與安定反應媒介與活性高分子型態等重要任務。

　　擔當如此重責大任的身體水分，如果流失10％，就會造成身體失衡、健康異常，如果人體水分流失20％，就會威脅到生命；反過來看，如果過度補充水分，當體內水分偏高時，血液裡的鈉含量會遭到稀釋，也會造成身體失衡，妨害身體的正常運作，更嚴重的還會造成死亡。

　　因此適當適量的攝取水分，也是維持人體健康的要領之一。特別是上了年紀之後對於口渴的感覺會相對遲緩，在炎熱的環境下，也無法充分攝取足量的水，因此提醒讀者，上了年紀越需要注重攝取水分，以維持身體平衡與健康。

蛋白質

　　蛋白質在人體內扮演著維持細胞非常重要的角色。在細胞內作為酵素當催化劑使用，並且調節人體內碳水化合物、脂質，構造蛋白質與信號傳遞物質的合成與分解，同時也是細胞、肌肉、血液、免疫系統、荷爾蒙等成分的構成要素。一旦人體缺乏蛋白質，會造成免疫系統降低、浮腫、生長障礙、身體虛弱，對於疾病的抵抗力也隨之降低。

礦物質

礦物質與人體內骨骼牙齒等組織結構的形成有關。心臟脈動、肌肉的收縮性調節以及神經的刺激傳導等，也是因為礦物質的存在才能產生作用。尤其是骨骼的鈣質如果開始流失，有可能提高運動時肌肉和骨骼受傷的機率。此外，年紀輕輕便罹患骨質疏鬆症，也有可能是因為缺乏礦物質所造成。

體重

體重幾乎可說是所有人最在意的身體健康指數之一。許多人家裡都有體重計，每天量上幾次體重更可說是家常便飯。

肥胖是疾病的根源，肥胖會造成人體健康的許多問題，如果出現肥胖症狀，那麼罹患高血壓或高血脂症等心血管疾病的機率會大增。不僅如此，也有可能造成腎臟與膽囊功能異常，導致人體體溫調節功能衰退，尤其是女性若體重過重，也可能出現生理期失調，或者是引發妊娠中毒症等問題。因此預防體重過重便成為健康管理最基本也是最首要的課題。

標示最適體重的指標當中有一項是身體質量指數（BMI, Body Mass Index），計算公式為體重（kg）／身高（m）平方＝實際指數；身高平方×22（理想指數）＝理想體重。一般而言，以18.5至24.9作為標準指數，低於上述標準，是體重過

輕；高過上述標準則是體重過重；當超過30以上，則可稱之為肥胖。（**編註：依據台灣國健署的標準，BMI建議範圍為18至24，超過27就屬於肥胖。**）

當體重過重時，應先區別是因為脂肪或是因為肌肉蛋白質所造成的肥胖。如果是肌肉比例較高，對於人體活力與健康都有幫助；然而如果是脂肪過多的肥胖，對人體活動力就會造成負擔，甚至可能產生疾病。因此在測量體重時，除了身體質量指數外，應該同時測量體脂肪量還有肌肉量，才能獲得更明確的數據。徹底了解肌肉與脂肪的體重構成比例。

體重過重依照肥胖部位而異，區分為內臟脂肪型與皮下脂肪型。腹部尤其是腹腔內臟周圍的脂肪過度累積，相較皮下脂肪更容易引起代謝性疾病。由於腹部肥胖所造成慢性疾病的併發症非常普遍，所以身體組成表上會標示出腹部脂肪率與內臟脂肪率兩者。臨床上以腰部與臀部的比率（腰臀比WHR: Waist-to-hip ratio）來作為判斷，過胖者是屬於內臟脂肪型或是皮下脂肪型。當男性WHR指數高於0.9以上、女性高於0.85以上，即判定為腹部肥胖型。

肌肉

人體的肌肉約有400塊以上。其中可按照自由意識調整活動的骨骼肌，是藉由肌腱固定在骨骼上，以用來影響骨骼移動

或維持姿勢等動作，扮演調整體內多樣生物系統活動的主要角色。肌肉同時也是將化學能量轉變為運動能量的一種能量轉換機制，第一，為了運動與呼吸的肌肉收縮，第二，為了維持姿勢的肌肉收縮，第三，為了維持體溫產生熱能等。大家都知道如果骨骼肌沒有經常使用，容易肌肉萎縮，所以持續進行阻力運動對於維持骨骼肌功能是必需的。

脂肪

脂肪是由分布在腦組織、神經、骨髓、肝臟以及各種內分泌組織、子宮以及其他與生殖器官關聯的脂肪組織裡的必需脂肪，以及分布在人體所有脂肪組織裡的儲存脂肪所構成。男性和女性的必需脂肪的含量也有些微的差異，男性的脂肪含量為3％至4％，女性的脂肪含量約為10％至12％。

脂肪不但是能量的儲藏庫，也是面對外來的寒冷時保護我們人體的斷熱器，同時還是保護人體主要器官（例如心臟或是腎臟）在面對外界衝擊時，能夠減緩撞擊力的保護膜。然而當人體內，脂肪過高時，前面所說的各項健康問題都有可能因此產生，所以必須善加控制體內脂肪量的比例。

前面所述在身體組成表裡出現的各種健康指標，代表測試者目前的身體狀態以及是否偏離標準值，在各位進行健康管理

之前，應先了解上述指標的意義，才能有助於擬定健康管理的下一步。

呼吸的重要性

　　只要活著，人就會呼吸，看起來像是人體自然而然進行的動作，為什麼需要另外強調呼吸運動呢？開始運動之前，應該先了解呼吸的管理方法並且確切執行。

　　所謂的呼吸是指將大氣中的氧氣吸入再將人體內產生的二氧化碳吐出，是一種氣體交換的行為。更具體的說，可將呼吸分為外呼吸與內呼吸。外呼吸是指肺部與包覆肺部的微細血管之間由於氣體分壓的差異，將空氣中的二氧化碳送出，氧氣吸入。簡單來說，就是氧氣與二氧化碳在肺臟內與其周圍微血管血液間所進行的氣體交換。我們平常用鼻子和嘴巴所進行的呼吸，即為外呼吸。

　　相對而言，內呼吸則是指一般細胞內與微血管血液間的氣體交換。將肺部所吸入的氧氣由血液中紅血球內的粒線體運送，並將儲存在細胞內的營養素轉化成一些儲藏能量的化合物，才可被各細胞如肌肉細胞利用，維持正常功能。在這個過程中產生的二氧化碳透過血液移動後，傳送到肺部的微細血

管，經由循環系統排出體外。

像這樣為了處理在代謝過程中過濾出的代謝廢棄物，好讓所有器官在人們睡覺或休息的期間，還能夠持續發揮各自的功能，不斷的進行能量供給、生產、使用，就稱之為新陳代謝或物質代謝過程。

這麼說來，人體一天所需的能量究竟是如何決定？首先為了維持正常的身體機能與達到體內穩定狀態，自律神經系統的活動所需要最低的能量稱之為基礎代謝率，佔人體所需全部能量約60％至75％。此外，在攝取飲食並由人體吸收養分時所需消耗的能量，稱之為食物熱量消耗量，佔整體能量需求量約10％。還有肌肉收縮活動產生的肢體運作所使用的能量，稱之為身體活動能量，消耗比重約為30％至35％，加上為了適應環境變化所產生的適應代謝率等，合計即為人體的總能量消耗量。在身體組成分析表上標示為基礎代謝率（BMR）或是一日必需熱量。

為了生成足以維持人體機能的必需能量以維持生命，人們每天要攝取定量的碳水化合物、蛋白質、脂肪與礦物質，均衡進食包含前述營養素的各種食物。人體所攝取的飲食，在經過消化系統後，以葡萄糖、脂肪酸、胺基酸等型態，在細胞內氧化並且生產能量，同時也會製造出副產品二氧化碳。二氧化碳會與血紅素結合，在移動到肺部後透過吐氣排出體外。所以人體在進行吃力的作業或是激烈運動時，能量消耗量也會隨之增

加，此時會產生更多的二氧化碳，為了將這些元素排出體外，所需的氧氣量也會相對增加，這也是為什麼人體在此時會出現呼吸急促的現象。

藉由上述說明可以解釋為什麼吸收氧氣的能力，對於健康是一項非常重要的因素。

吸收氧氣能力與心臟脈搏跳動

吸收氧氣的能力與運動強度及運動持續時間有著非常密切的關係。

如同前面所說，如果要生產運動時所必需的能量，氧氣是基本的要件。如果人體內的氧氣有一定的濃度，那麼氧氣的供應量與通往肌肉末梢的血液量會成正比。心輸出量（**cardiac output**）是指心室1分鐘送出全身的血液量。

心輸出量＝1次脈搏輸出量×1分鐘心跳數

然而實際上供應體內的氧氣，並無法百分百被細胞運用，有一部分氧氣從靜脈流失，因此在計算實際能量時，使用動脈與靜脈含氧差異計算。

> **最大氧氣攝取量＝**1次脈搏輸出量×1分鐘心跳數×動靜脈含氧差

　　一回運動的脈搏輸出量是以中間程度的運動強度，也就是增加到最大氧氣攝取量40％至50％的運動量，如果再提高運動強度就可以看出整體的狀況。心輸出量的增加完全依據心跳數而增加，因此氧氣攝取量與心跳數在運動時呈直線增加的比例關係，也就是隨著運動強度增加，氧氣攝取量也會隨之增加；氧氣攝取量增加，心跳數也會同時增加。

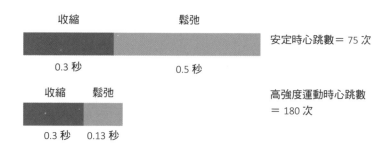

収縮　　　　　鬆弛
0.3 秒　　　　0.5 秒
安定時心跳數＝ 75 次

収縮　鬆弛
0.3 秒　0.13 秒
高強度運動時心跳數
＝ 180 次

　　心跳數增加，主要是因為心臟鬆弛時間縮短所造成。運動時心跳數的變化會隨著運動強度呈一定比例增加，然而心跳數並不會無限制的增加，一旦達到精疲力竭的狀態，心跳數就不會再增加，也就是說，心跳數增加到一定的狀態後，便會維持固定數值，這個最高值就稱為最大心率。

　　即使在不同的時間與日期，分別對最大心率進行測量，結果依然出現相似的數據。如此具有高可信度的指數會隨著人體體力與年齡而異。一般而言，以剛出生的新生兒平均最大心率每分鐘220次為基準，隨著年紀增加，每年約平均減少一次，從10歲到15歲開始，每年規律的平均1分鐘減少一次，因此從新生兒220次扣除自己的年齡，可以很容易地算出目前的最大心跳脈搏數。

　　然而受到各種先天性或後天性的影響，例如體力或者是生活習慣等因素，即使相同年齡也可能有不同的最大心率，因此上述公式並不完全適用所有人。然而設定運動強度和持續運動時間時，與最大心率息息相關的最大氧氣攝取量是非常重要的基準，因此基本上仍需了解最大心率的意義。

呼吸系統如何運作

　　前面提到呼吸可分為外呼吸與內呼吸。其中內呼吸是指透過呼吸器官將吸入的氧氣透過心臟、血管、血液等循環系統送往肌肉細胞的過程。以下就呼吸系統與循環系統來分別說明，內呼吸在人體內如何運作及產生何種影響。

　　首先，呼吸器官分為氣管與肺臟。氣管主要是用來過濾即

將進入人體的空氣當中所含的雜質，並將形成的黏液送往咽喉後方，加以清除。在咳嗽的同時，將肺部吸入的雜質和灰塵送出體外，屬於不產生氣體交換的空氣通道機能。由口中吸入的空氣如果要能抵達進行氣體交換的肺臟，氣管中的空氣流動便成了非常重要的變數。首先空氣流動的速度是視氣管與胸腔與肺組織的運作決定是否產生抵抗作用。

在這裡要先說明一下肺活量。在提到肺部健康與否或是運動選手的運動能力時，經常提到肺活量這個用語。大氣中含氧量約為21％，比例穩定，但維持日常生活的氧氣攝取量則會隨著肺臟容量高低而異。肺臟容量受到性別、年齡、體格、健康與疾病等各項因素所左右。一般而言，男性肺活量比女性高，專業運動選手肺活量相較一般人為高。

肺臟機能健全，並不代表體內所吸入的氧氣可以百分百被使用，還要看抵達肺泡的氧氣能否進到微血管中。此時如果血液量不足，氧氣便無法被平均傳送到全身各處，稱之為換氣量／呼吸交換比率，當比率為0.8時，是氣體交換最有效率的比率。也就是說需要具有充分的血液流量，氧氣才能透過血管流通，順利的被肌肉細胞吸收。

血液循環順暢才能維持健康

　　空氣透過呼吸系統與血液結合，將氧氣傳送到全身各處，因此現在讓我們來檢視循環系統健康的重要性。

　　心血管系統（也就是循環系統）是由心臟血管以及血液所組成。在微血管當中透過氣體交換，將含有氧氣的血液由心臟的左心室送往大動脈，這稱之為一次脈搏輸出量，每1分鐘所輸出的血液量就稱之為心輸出量。

　　血液受到壓力作用，從左心室送出，透過動脈系統將血液由動脈血管傳送到其他部位。安定狀態時，約有20％至25％傳送到全身肌肉，15％由腦動脈傳達到腦部，還有5％由冠狀動脈傳送到心臟，20％透過腎臟動脈傳送到腎臟，剩餘的25％傳送到其他內臟器官，傳送到骨骼的有5％，皮膚也有5％。然而在進行強度運動時，除了腦部以外，送往其他器官的血流會減少，而傳送到骨骼肌的血液量約增加85％。

　　血液由液體成分與細胞成分所組成。細胞成分包含紅血球、白血球、血小板等，佔血液含量約為45％，其餘55％液體成分為血漿，血漿含有蛋白質與礦物質等成分。

　　由於不確定讀者在健康檢查時是否聽過醫院解說，所以在這裡進行簡單說明。血液中標示紅血球的血球容積比值（Hematocrit, HCT，亦稱為血容比）為某一定容積血液中紅血球

的存在比例，有助於了解血液濃縮指標，對於貧血症與脫水症的診斷有相當助益。一般而言，血球容積比值偏高，可能有脫水現象，比值偏低，則可能是貧血。

一般而言，運動時血球容積比值會隨之增加，這是由於人體受到運動的刺激，脾臟或是內臟血管中事先儲存的濃縮血液由血管當中排出，還有運動時體溫升高，體內組織的滲透壓也會跟著增加，導致血液當中的水分往各個組織移動。如果沒有在運動，日常生活安定狀態的血球容積比值正常指數，男性平均為40％至50％，女性為38％至47％。

透過血液傳送的氧氣有99％是與紅血球內的蛋白質——血紅素（Hemoglobin, Hb，亦稱為血紅蛋白）結合後被傳送至全身。血紅素是紅血球中最重要的部分，主要功能是將氧氣運送到全身各部位。血液每單位容積運送的氧氣量隨血紅素濃度而異。正常情況下，男性與女性的血紅素指數分別為13gm/dl及12gm/dl以上。

與血紅素一同抵達肌肉細胞膜的氧分子隨著肌紅素（Myoglobin）由細胞內的粒線體負責搬運。血紅素並非血液，而是存在於骨骼肌與心肌的一種細胞內與氧氣結合的蛋白質。肌紅素與血紅素十分相似，然而肌紅素的重量只有血紅素的四分之一，肌紅素負責儲存與運送氧分子至肌肉組織，對氧氣的親和力大於血紅素，所以在肌肉組織中有儲存氧氣的功能。

活動性高的肌紅素在人體內還扮演什麼角色？當人體由安

定狀態轉變為運動狀態時，肌紅素所儲存的氧分子可以快速地送達肌肉。肌紅素可說是氧分子的儲藏庫，以供應肌肉急迫的需要。當人體運動時，肌肉收縮的時點，與送達肌肉氧分子增加的時點，當中所發生的時間差異，也就是心肺系統開始提供人體吸入新的氧氣，到氧分子的需求被滿足的期間，肌紅素將儲存的氧分子即時提供給全身肌肉，以作為緩衝作用。

以下簡單說明肌肉的功能。人體的肌肉區分為兩大類，力氣強大但是容易感到疲勞的快肌以及力氣較弱但能持久的慢肌。快肌呈現白色，慢肌呈現紅色，所以亦可稱之為白肌與紅肌。其中慢肌之所以呈現紅色，正是因為肌肉中富含能快速提供氧分子的肌紅素。進行有氧運動時所使用的肌肉正是慢肌。

如果已經明白負責將氧分子送往全身各處的血液的重要性，接下來對血液的流動與速度將做更進一步說明。就像呼吸系統中空氣的流動一樣，與血紅素一起移動的血液，流動的速度也受到各種因素影響。

首先，當血液量增加，流動速度也會增加，當通道也就是血管的總橫截面積越大，血流速度則會降低，因此血管直徑增加的話，血流速度也會減少。然而整體血流量在經過各個不同血管時，仍會維持一定的流量，因此當血液流向大動脈、小動脈、微血管時，不同血管總截面積的差異也會影響血流速度。換句話說，人體中總截面積最小的大動脈血液流動速度最快，相反的總截面積最大的微血管血流速度是最慢的。以微血管的

功能來看，氧分子與二氧化碳通過微血管壁進行氣體交換，微血管是氣體交換時花費時間最長的血管，所以血液速度也必須維持在較低方才有利。

第二，隨著血管的壓力差與阻力，血流速度也因此而異。雖然血管壓力差越高，血流速度越快，但是隨著阻力增加，速度也會減慢。由於左心室的壓力高於大動脈，血液開始流動時速度較快，之後受到阻力的影響，速度也逐漸減緩。因血液變濃稠，逐漸在血管累積，會造成血管直徑變窄，對於血液循環容易產生問題，對血壓也會有負面影響。

供給身體能量的各種營養素

為了維持日常生活作息，人體得從飲食中獲取必需能量。人體從各種飲食當中透過新陳代謝過程產生化學能量。這些化學能量轉換成各種身體所需能量並且供其使用。這些能量包含身體各項活動所需的機械式能量、用來傳達神經刺激的電子能量、與視力相關的光能量，以及為了維持體溫的熱能量等。

在我們對人體內能量循環做進一步的了解之前，先讓我們來複習一下國小學習過的光合作用。

含有葉綠素的綠色植物在受到日照後，與大氣中的二氧化

碳以及從根部吸收的水分產生作用，產生含有6個碳素的葡萄糖，結合葡萄糖，製造出澱粉與纖維素、蛋白質、脂質等富含能量的生成物，用以維持生命運作。這個生產過程稱之為光合作用。由於人體無法直接進行光合作用，因此必須透過攝取綠色植物以及肉類，才能持續創造出身體所需的能量。

碳水化合物

我們攝取的碳水化合物大都為多醣體，透過消化過程，分解成單醣體葡萄糖。分解後的葡萄糖透過胰島素傳達到肝臟和肌肉，並以醣原狀態儲存，其中一部分葡萄糖轉換為中性脂肪。以結論來看，除了膳食纖維，其他碳水化合物在人體中平均每1公克可以產生4大卡的能量。

脂質

脂質在人體中以中性脂肪型態儲存。然而肌肉並無法對中性脂肪直接進行氧化作用加以使用。脂質在人體中平均每1公克可以產生9大卡的能量。

蛋白質

　　蛋白質在人體內以胺基酸型態存在並形成胺基酸群。其中部分胺基酸用於合成蛋白質或是以尿素排出體外。其餘胺基酸在去除碳素後則轉換成碳水化合物或是脂肪。蛋白質不同於碳水化合物或脂肪，除了碳素、氫、氧分子外，還含有氮氣，屬於複雜的有機化合物質。蛋白質在人體中平均每1公克可以產生4大卡的能量。

不可忽視的礦物質

　　從身體組成分析表中來看，人體內的礦物質區分為骨骼成分與非骨骼成分。

　　礦物質在人體內主要負責調整與維持人體內的酸鹼度，並以細胞膜為中心，維持人體代謝所需適當的滲透壓。除了為了維持人體正常的發育與成長還有組織的維護而需要供給身體礦物質之外，礦物質還負責體內代謝過程催化作用的酵素成分或是輔助因素產生作用，也負責血液生成與體內抗氧化功能。礦物質無法由人體自行合成，必須透過飲食攝取才能獲得。

　　礦物質種類繁多，首先每天建議適當攝取量超過100毫克

以上的稱為巨量元素，攝取量低於100毫克則稱為微量元素。巨量元素包含鈣質（Ca）、磷（P）、硫（S）、鉀（K）、鈉（Na）、氯（Cl）、鎂（Mg）。微量元素包含鐵質（Fe）、鋅（Zn）、銅（Cu）、碘（I）、錳（Mn）、鉻（Cr）、氟（F）、鉬（Mo）、硒（Se）。以下簡單介紹幾個重要礦物質成分與特徵。

鈣

鈣離子是人體內重要礦物質，佔體重約1.5％至2.2％。約99％鈣離子構成骨骼與牙齒，剩餘1％鈣離子存於血液與體液當中，負責各種主要生理調節機能。

磷

磷離子是僅次於鈣離子，在人體內含量第二多的礦物質，其中85％的磷離子與鈣離子結合，成磷酸鈣型態，主要存在於骨骼與牙齒組織。

鈉

鈉離子是決定細胞外液容量的基本電解質，主要與鉀離子

一同進行人體滲透壓或是體液量的調節作用，此外也負責人體內酸鹼值的平衡與調節。鈉離子負責傳達電子化學刺激到肌肉，以及維持肌肉的刺激反應與過敏反應，屬於人體內必需礦物質之一。

鉀

鉀離子是存在於細胞內液中具代表性的正離子，多數存在於神經與肌肉細胞。已成年男性平均體內含有135至250公克的鉀離子，在人體內含量僅次於鈣和磷離子。

鎂

鎂離子是參與人體內發生300多種化學反應的礦物質，鎂離子負責調節血壓與血糖數值，以及調節正常的肌肉與神經機能。鎂離子也負責維持骨骼與免疫系統機能。

硫

硫是生物體的必需元素。人體的皮膚、指甲與毛髮等角質成分都含有硫。如果人體缺乏硫，毛髮的強度將無法維持並容易斷裂。

氯

人體中的氯是透過神經傳導刺激而產生作用，也是組成血漿與人體外液的元素之一，會與人體內的鉀離子或鈉離子一起進行滲透壓調節等新陳代謝過程。氯離子主要含在食鹽中。當人們喝酒時會感到犯睏，或是吃下安眠藥會想睡覺，這都是因為人體內的氯離子作用的結果。當人體內的酒精和安眠藥發揮作用，氯離子便會對大腦活動產生鎮定作用，使人開始有睡意。

鐵

鐵雖然屬於微量元素，卻是人體在合成紅血球時不可或缺的重要營養素。首先，鐵質是血紅素的構成成分之一，作用在於將氧分子送往血液；肌紅素也含有鐵離子，用來暫時儲存氧分子。因此，為了合成人體內的紅血球，持續供應人體內所需的鐵質是非常重要的。

鋅

鋅在成人體內含量約僅1.5至2.5公克，屬於極微量的元素，其中有90％存在於肌肉與骨骼當中，和蛋白質代謝與調整蛋白質合成有關。

鉬

鉬是在甲狀腺負責調節基礎代謝率的左旋甲狀腺素鈉的構成元素，因此當人體缺乏鉬時，便會出現甲狀腺肥大症。

硒

硒具有抗氧化作用，可以防止細胞產生氧化損傷，硒也會影響甲狀腺荷爾蒙的活性化與免疫機能，同時有助於預防癌症。

銅

銅被用在人體內鐵質合成血紅素的過程中，因此當人體缺乏銅時，便會貧血，這個情況下必須同時補充鐵質與銅才能獲得改善。

03
徹底了解老化現象

　　世界上所有的生命體都脫離不了生老病死。早在二千六百年前，凡人喬達摩（釋迦牟尼之俗姓）為了解開人類生老病死的煩惱而出家，最後悟道成為佛祖。秦始皇為了得到長生不老的仙丹，費盡千方百計，結果卻活不過50歲就駕崩。雖然所有的人都有面臨老年到來的一天，可是每個人進入老化階段或是老化的速度各有不同。有的人可能活得更健康更長久，享受比其他人更高品質的人生。如果想要了解老化的過程，重點必須先了解每個人的個別差異，還有老化原因以及影響老化的主要因素。

　　許多科學家提出細菌不會老化的見解。老化現象是微生物進化為真核生物或動植物的過程中所產生的現象。遠古時代只

有微生物的時候，並沒有老化現象，然而隨著進化，當有性生殖出現後，老化現象也冒了出來。

關於老化原因和開始老化的理論非常多，主要包含遺傳學、損傷理論以及漸進式失衡等，每個學者都提出各自不同的主張。首先必須了解什麼是老化，才能針對老化做好防範。以下針對上述各種老化理論簡單說明。

從遺傳學看老化現象

到現在為止，科學家仍不斷針對DNA進行研究，希望能夠解開老化的祕密。一般當我們想到老化時，首先浮現腦海的就是遺傳因子。所以以下要介紹關於老化與遺傳學理論中會被一併提出的幾項事實與觀察結果。隨著受精卵不同，最長壽命的長短也有顯著不同。同卵雙胞胎相較異卵雙胞胎的生存特質更加相似的理論，便是代表性的例子。

身體是繁殖用的消耗品

如果想要成功進化，就得大量繁殖後代。因此有學者提出母體不過是透過生殖細胞用來繁衍後代的消耗品。那些容易被

獵食的動物，與其努力延長體細胞的壽命，還不如盡量在被獵食之前透過生殖細胞進行繁殖，這對於物種進化會更加有利。在種族繁衍上更有利的策略，像是沒有天敵的動物們，即使生殖情況較為緩慢，也因為可以活得長長久久，因此在繁衍後代方面顯得更為遊刃有餘。

系統造成老化

促進老化的「死亡遺傳因子」存在的理論，也可以解釋為從出生到死亡這整個老化過程，全都是按照遺傳因子的計畫在進行。例如青春期、更年期等階段，都是體內各種細胞按照計畫好的生物化學指標所進行的結果。

也就是在人體內的細胞核當中，有1個或2個以上的死亡遺傳因子開始進行細胞老化作用時，其他影響成長過程的遺傳因子就會隨著死亡遺傳因子產生變形，或是被壓制無法產生正常作用。

俗話說，汰舊換新。長久活動的個體必須消失，年輕新生的細胞才能獲得更多生存能量，以發揮更大作用。所以有學者主張遺傳因子當中有所謂老化系統，就是為了促進個體不斷的進化。舉例來說，就像鮭魚要逆著河水回到上游，才能抵達生產地產卵，產卵之後就馬上死亡；也譬如秋天，必須有樹葉落地後，才能在下一年發出新芽，這些自然現象便足以說明上面

提出的理論。依據理論，每個個體一出生，體內的死亡遺傳因子就已經存在。

端粒假說

簡單地說，端粒（telomere）就是細胞分裂時各個染色體末端的部分，在染色體複製中代替重要遺傳物質被遺失掉。端粒屬於沒有遺傳情報的DNA的組織之一，隨著染色體複製，端粒也一起變短，像這樣的複製與變短過程呈固定比例發生，因此也可以將端粒的長短視作告知細胞死亡的時鐘。

端粒的主要功能是保護染色體不會隨著複製而遺失重要情報，由於端粒的存在，染色體才能更安全的產生作用進行複製活動。因此當端粒被耗盡，失去原本功能，染色體就無法保持穩定，導致人體出現老化，細胞也將走向死亡。最近有其他研究提出關於端粒對於癌細胞染色體不安定產生影響的主張。

粒線體DNA突變

遠古時代，粒線體原本最初是細菌的一種，由於產生自身的DNA，於是也帶動了地球上動植物的出現，也正因如此，學術界才會出現因為粒線體突變造成人體老化的理論。粒線體是負細胞內的胞器之一，支援有氧呼吸以及提供細胞內代謝過

程所需的能量。此外，除了傳達細胞消滅的信號，對於老化也有非常重要的影響。然而粒線體在生成能量過程中，萬一造成體內電子與氧分子失衡，就會讓DNA產生突變。發生突變的細胞長久累積下會死亡，這便是人體老化的原因。

身體損傷造成老化，抓緊活性氧

身體損傷理論主要是在於人體內的分子受到無法修復的損傷，引發化學反應，造成人體開始老化。許多媒體報導的活性氧，正是身體損傷造成老化理論的其中之一。

活性氧所造成的老化

活性氧（主要是含氧自由基）是指進入人體內的氧分子透過氧化過程，轉變成會攻擊人體組織、造成細胞損傷、具有強大氧化力的氧離子。本理論的核心在於，活性氧會造成脂質和蛋白質產生過氧化，導致DNA受損，細胞死亡，進而出現老化現象。當然活性氧並非全都有害，活性氧的生成也不是問題點。透過呼吸吸入人體內的氧氣每25分子當中有一個會轉變為活性氧，人活著就需要氧氣，氧氣進入人體，消耗量最大的就

是負責思考和處理信息的大腦，佔氧氣總消耗量約五分之一，這樣一來，就會產生大量的活性氧。即使是處於安定狀態的哺乳類，在消耗整體氧氣量時會產生0.15％至5％的活性氧，由於活性氧的狀態不安定容易被發現，也是一般常理。人體在進行激烈運動時，身體對於氧氣的需求會急速增加，因此也造成活性氧的數量隨之增加。

當活性氧的數量超出人體可以防禦的正常範圍，問題就出現了。活性氧數量過多將導致身體失衡，直接間接都會造成細胞損傷，也會導致人體出現氧化壓力。

氧化壓力不但會造成DNA、脂質與蛋白質受損，還會攻擊骨骼肌，使得骨骼肌功能出現缺陷，並且誘發類風濕關節炎、阿茲海默症等退化性疾病、糖尿病、癌症以及發炎性疾病，結果細胞便會產生致命性的損傷。

防止蛋白質捲繞

蛋白質是由小分子單位一個一個連接而成的蛋白質鏈。蛋白質要有正確的分子構形，才能有效執行其生理功能。蛋白質動態平衡（Proteostasis）指的是具有將正常連結的蛋白質鏈消滅的細胞能力，該理論指出，防止人體內蛋白質捲繞的機能會決定細胞老化的速度。

人體內促進化學作用的所有酵素幾乎都是由蛋白質組成。

蛋白質的結構是依照DNA的雙螺旋與核酸序列化學特性而產生排序。DNA是蛋白質胺基酸序列合成的依據，核酸序列是一個蛋白質的根本資料，只要定出其胺基酸序列，就可以推演出相當多的生化性質。然而隨著年齡增長，蛋白質排序的能力也逐漸衰弱，普通的蛋白質也會有許多捲繞，加上防止錯誤排序的蛋白質隨之減少，最終導致細胞健康受損。細胞健康惡化正是老化的現象。

當然如果可以將造成老化問題的原因去除，也代表可以延緩老化。例如將導致蛋白質捲繞的問題蛋白質合成功能降低，或是設法增加體內預防捲繞的蛋白質。例如減少問題蛋白質可以吸收的能量，或是使其受到細菌或病毒的感染，或是使其處於高溫導致壓力產生，以及受到其他突變等造成問題蛋白質合成減少。當蛋白質合成減少，問題蛋白質也會減少，新的蛋白質合成自然會一併減少。如此一來，不但可以預防蛋白質捲繞，也可以說是延長壽命的方法之一。

漸進式失衡老化，須維持體內均衡

此理論是指人體內中樞神經系統、內分泌系統或免疫系統逐漸產生失衡狀態，最後導致身體機能無法正常發揮作用。

連續性新陳代謝出現問題

　　神經內分泌系統主要扮演管理人體荷爾蒙的角色。然而當神經內分泌系統受體的感受性，乃至於受體數量的穩定性與機能產生異常變化，就會導致內分泌系統失衡，進而減弱人體內的約束力。結果將使得人體內更多荷爾蒙與生理系統無法維持平衡。連續性新陳代謝問題理論主張，正是因為上述原因所產生的現象才造成老化。神經內分泌系統中的下視丘負責荷爾蒙分泌與抑制，並控制腦下垂體。腦下垂體扮演調節甲狀腺、腎上腺以及性荷爾蒙的雌激素與睪丸素的角色。假設性荷爾蒙主要是用來提升生長激素、皮質醇、雌激素等荷爾蒙機能，萬一人體缺乏甲狀腺荷爾蒙，對於其他荷爾蒙的活動也會有所影響，同時也會加速老化症狀的出現。

免疫失調

　　隨著年紀增加，人體內的體液抗體與細胞免疫力也會逐漸衰退，免疫失調症狀便會隨之增加。這種現象是指造成人體內免疫系統的監視機能減弱，人體對於抵抗疾病細胞或是細菌、病毒的保護監督機制無法徹底發揮，進而造成癌細胞和細菌性疾病在人體內更加活躍。正常的免疫系統在人體內會攻擊病毒和癌細胞等異物質。然而，在老化過程中，會出現免疫系統無

法分辨正常的人體物質與外來抗原，或是體內抗體攻擊正常細胞，或是雖然發現細胞內有害突變物質，卻無法加以消滅。一旦免疫力失調，結果便形成老化現象。

- 對於細菌、黴菌、病毒感染的抵抗能力減少
- 細胞調節免疫力降低
- 潛在性感染的復發危險性增加
- 發展為惡性疾病的危險性增加
- 澱粉樣蛋白質或自體抗體增加
- 循環免疫複合體的合成增加
- 免疫能力或是對抗感染的免疫反應產生變化

　　看了以上各種老化理論會發現，無法只用單一理論就完整說明造成老化的原因，透過更多學術理論，反而可以發揮相輔相成的作用。

　　假如有一個免疫系統相關的遺傳因子出現缺陷，將會造成活性氧轉變成更加惡化的型態，神經內分泌系統的免疫均衡也會失調。因此希望讀者明白，老化現象是由遺傳學理論、身體損傷理論與漸進式失衡理論的相互作用所造成的。

老化現象的具體特徵

在說明老化現象之前，首先要針對「老化」這個詞所代表的特徵提出說明。

老化的定義是：「隨著時間經過，在有機體內所出現適應性損傷與機能性損傷，最後發展為死亡的一連串過程或是組織系統進行的過程。」

老化有幾項特徵：

第一，老化的情形是一個種族或一個群組裡共同隨著年齡變化的現象，這個現象與疾病或是其他環境因素無關。也就是所謂老化與動脈硬化、癌症、老人失智症等成人病或是老人疾病的發生無關，而是隨著年紀增加，身體全方位的活力降低，所有生理機能出現退化，對於疾病與死亡的感受性急速增加，逐漸變得衰退的過程。

另一方面，老化作用與老化現象相關，同時環境與疾病的影響也包含在內。因此，由於疾病所造成的老化現象與老化必須分別來看，原因也各有不同。雖然原因各異，但兩者並非獨立互不相作用，而是彼此之間存在強烈的相互作用關係。由於疾病和環境的壓力，對於基本老化的進行有促進效果，在老化進行時，會讓老人更加感受到衰弱與無力。

第二，**個人差異十分明顯**。老化的比例以時間為單位，出現各個人體器官或身體內部系統的機能變化。然而隨著年齡越大，差異也越加明顯。也就是說，老年人比年輕人在同樣的年齡層會出現更大的個人差異。從物理學上看，即使年齡到了70歲，還是有人可以保持只有50歲身體年齡。

個人的差異值拉大有幾個理由：

- 性別、體重、身高、肌力的生理特性差異
- 由於各自不同的遺傳因子所產生的個人特性與機能差異
- 隨著個人病例不同出現的老化差異

第三，**人體不同的組織和器官，老化症狀也有所不同**。雖然說隨著年紀增長會逐漸感到身體變得衰弱，然而所有生理方面的系統與感覺器官並不是呈相同比例的衰弱。舉例來說，心血管系統中最大心率的老化差異雖然很大，一次的脈搏輸出量差異卻不會如此明顯，老年人的快肌雖然很難增強，但慢肌老化的速度則非常緩慢。

如同上述所說，事實上每個人體內各個不同的器官都有各自老化的速度，所以在針對相同的老化統計分析時必須更加慎重才行。上了年紀，身高會逐漸減少，肌肉也會變得衰弱，頭髮由烏黑轉為銀白，視力、體力以及聽力也會逐漸衰退，這是所有人都認知的事實。以下讓我們一起針對老化產生的變化做更詳細的了解。

特徵 1 身高變化

　　一般而言，身高是以公分作為測量單位，指的是在赤腳的狀態下，從腳板到頭頂所測量到的長度。以男性而言，身高長到20歲左右為最高期，之後便開始逐漸縮減。到了約70歲時，身高縮短約4％；女性在16歲到18歲之間達到身高的最高水準，之後也會逐漸減少。到了70歲左右，身高約減少3％。

　　此外，身高在40歲以前幾乎沒有太大變化，40歲開始，可看出平均每10年減少約1公分。隨著年紀增加，身高減少的原因主要在於脊椎受到壓迫，每塊脊椎之間連結的軟骨長度與模樣出現變化。這是受到肌肉張力的減少以及彎腰駝背姿勢的個人習慣所導致。女性在平均60歲時身高較同年齡的男性減少1.5公分，70歲時更減少2公分，顯示女性身高減少的幅度高於男性。許多專家提出這主要是因為男女荷爾蒙與飲食、體重、身體活動差異等因素所造成。

特徵 2 肌肉量與體脂肪量變化

　　隨著年紀增加，人體活動的頻率會相對減少，進而導致活動代謝量與基礎代謝率減少。因此隨著老化所出現肌肉的蛋白質合成減少與蛋白質分解增加，身體水分減少等人體機制產生變化，最後導致體脂肪率增加。

一項針對273名23歲到90歲的男女為對象的研究,結果顯示,以總脂肪量來看,70歲以上的男性每年約增加5.6%,女性每年約增加2.4%。研究結果也發現,體脂肪量達到20%以上、身體質量指數達到30以上時,人體活動機能的限制便會提高為2倍,因此過胖除了造成內部組織負擔增加,也會降低身體活動的功能,容易形成健康問題。

體脂肪分為二大類,一是協助中樞神經系統的正常運作所需要的必需脂肪,另外是單純以脂肪組織所累積的儲存脂肪。男性的必需脂肪比率約為3%,女性約為12%,顯示女性相較於男性,體內需要更多的必需脂肪。上述所言,可以了解必需脂肪對於女性生殖相關的各種特定機能來說是必要的。

大致來說,儲存脂肪的累積部位有性別上的不同。這種差異在幼年期便已開始,例如以9歲程度的男孩來說,腹部相較身體其他部位累積更多脂肪,可是另一方面,同年齡小女孩的臀部與腿部則累積更多脂肪。儲存脂肪的模式可以區分為男性型脂肪曲線與女性型脂肪曲線。男性型脂肪曲線是指脂肪主要累積在身體與胸部、背部與腹部等,由於體型長得像蘋果,因此以蘋果圖形作為標示;女性型脂肪曲線主要是脂肪累積在臀部與腿部,因此以西洋梨圖形作為標示。

體脂肪率不只是隨著年齡而增加,也會慢慢呈漸進式的再分散到身體其他部位。可以看出年紀越大,腹部脂肪逐漸增加,四肢的皮下脂肪則出現減少的趨勢。也就是隨著年齡越來

越大，小腹會更加明顯，腿部也會變得更纖細。雖然年輕女性的腹部脂肪比年輕男性少，但是隨著年紀越來越大，腹部內脂肪量會逐漸增加，到了70歲左右，男女性幾乎呈現相同狀態。腹部脂肪累積是從20歲後半期開始，持續到60幾歲，其中約有40％的腹部脂肪累積是在50歲以前發生。

在這裡必須了解腹部脂肪的特徵。腹部的脂肪細胞相較於臀部和大腿的脂肪細胞，脂肪代謝活動更加活絡，因此當腹部脂肪累積過量的話，脂肪細胞會從血管排出，隨著血管流向身體其他部位，容易造成心血管疾病，過量的腹部脂肪可以說是所有成人病的主要原因之一。

肌肉量是隨著老化開始出現減少趨勢，主要原因在於肌肉組織萎縮與肌肉退化。人體從18歲到45歲體重增加的期間，肌肉量則是從20幾歲到30幾歲之後開始出現明顯減少。肌肉量減少常發生在兩個特定期間，第一個是從25歲到50歲左右，肌肉量約減少10％，是屬於慢肌減少時期。之後第二個是屬於快肌減少時期，從50歲到80歲，預計減少約40％的肌肉量，到了80歲總骨骼肌量約減少一半。

老化會引發肌肉量減少，其中快肌相較慢肌減少量來得多，因此也會出現人體整體的肌肉纖維組成中，慢肌比率增加的情形。慢肌收縮速度慢，肌肉粒線體濃度較高，相較於快肌擁有更多微血管，因此肌紅素含量較高，氧化酵素的能力或是為了肌肉收縮的有氧性代謝能力較高，對抗疲勞能力較強。此

外，慢肌相較快肌雖然收縮速度較為緩慢，由於慢肌的肌肉張力低，因此可以一方面維持能量的消耗與供給均衡，另一方面可以勝任並維持長時間低中強度的作業。

相較於慢肌，雖然快肌的粒線體濃度較低，有氧性代謝能力也較低，因此對抗疲勞的能力較弱，可是快肌可以快速收縮肌肉，人體內儲存的三磷酸腺苷便會釋放能量，因此肌肉可在瞬間獲得能量補充，使用的無氧性能量代謝能力較高，肌肉收縮速度是慢肌的2倍左右，並且可以在短時間內產生強大的力量。

實際上，肌肉量減少比率以10年期間來看，男性約減少5％，女性約減少2.5％。肌肉量減少與肥胖增加在60歲區間只有2％，超過80歲，則增加到10％左右。

從男女肌肉量來看，女性肌肉量約只有男性的64％，遠遠低出許多。這種差異從20歲到80歲之間並沒有太大變化，其中最快減少的骨骼肌是大腿的肌肉，特別是在老年人身上這種現象更為明顯。大腿肌肉的減少，從20歲到70歲之間就大幅減少25％，隨著年紀增加，肌肉減少雖然有各種原因，但是主要可歸咎於老年人的身體活動減少所導致。

關於隨著老化造成肌肉減少方面，在這裡有必要做更進一步的了解。在老年人身上出現多樣疾病，稱之為老年症候群。其中的肌肉減少主要是分布在手臂與腿部，也就是上下肢的骨骼肌，由於骨骼肌減少造成皮膚表面突起。雖然肌肉減少不是

肉體上的障礙，但是會造成日常生活的不便，嚴重的甚至可能死亡，肌肉減少主要是由於神經障礙、荷爾蒙、免疫力、營養與身體活動等因素所引起。

　　肌肉減少症（簡稱肌少症）起初是由於生理上的老化產生的荷爾蒙作用變化。比如說，有許多是從生長激素或是胰島素降低所開始。當進入更年期，肌肉蛋白質合成的缺陷與粒線體機能降低，肌力與骨質密度減少，分解代謝活化等現象出現。其中壓力荷爾蒙會使肌肉的蛋白質快速溶解，結果導致肌力受損或身體機動性產生限制。像前面所述的肌少症，或是由於神經肌的訓練不足造成的神經肌受損，姿勢與平衡性失調，最後容易增加摔傷與骨折的可能性，往返醫院的頻率也隨之提高。

特徵 3 骨骼變化

　　骨骼是活的組織，人的一生當中會出現幾次骨骼新舊交替的現象。平均以10年為一週期，歷經這個週期，人體內的所有骨骼會被新生成的骨骼所替換。

　　以小孩子而言，由於新長成的骨骼會以更快的速度生成，因此在青春期骨骼的質量會增加約40％至70％，骨質密度的增加也會一直持續到30歲左右。

　　之後骨質密度減少的時機點來臨，正是50歲前後期。以男性為例，骨盤與大腿內側部分的股骨頸平均每年骨質密度減少

1.5％，脊椎減少0.45％，全身平均減少約0.1％；女性在進入更年期以後，從50歲到80歲之間，股骨頸與脊椎的骨質密度分別流失18％。從30歲後半期開始，隨著年紀增加，骨骼生成的速度變慢，新生成的速度無法趕上骨骼分解的速度，平均到了58歲時，全身骨骼減少約0.7％至1％。

特別是女性，一般而言，女性骨骼的質量相較於男性約少於10％，女性進入更年期後，一年約略減少2％至3％，10年過後，整體來看，骨骼的礦物質含量可能流失三分之一至二分之一。根據以女性為對象所進行的調查結果顯示，女性腰部骨骼的骨質密度從35歲開始減少，從55歲到59歲之間每年約略減少2.46％；後腳跟骨的骨質密度開始減少的時點相較於腰部骨骼快上5年。研究結果顯示，隨著年齡而異，骨質量減少發生的部位也有所不同。50歲時主要發生在手腕部位，60歲左右是在脊椎部位，到了70歲左右主要是發生在髖關節周遭部位。

造成骨質密度減少的原因，男女亦有所不同。以男性而言，主要是受到血清磷酸、腎上腺雄性激素與副甲狀腺荷爾蒙的影響；女性的主要因素則是體內缺乏女性荷爾蒙雌激素所造成。鈣質可以調整荷爾蒙，造成骨骼裡血液流通的變化，也就是血液貫穿骨骼組織的減少，骨骼的礦物質成分特性的變化，以及生長骨骼的細胞的新陳代謝活動與數量減少，這些都與老化有關，相關研究也已經被提出。

影響骨骼健康有許多要素，例如性別因素或是種族遺傳性

特徵等先天性條件，雖然無法透過人力使其改變，但是也有一些後天性因素，例如飲食習慣和運動、體重等，是可以透過人為努力使其改變。

就像前面所說男女之間的不同，男性的最大骨質密度相較女性約高出10％，這個差異在進入更年期之後會提高到接近20％，女性的骨骼構造相較於男性，更容易出現變化，結果造成女性的骨骼構造的組織網和強度相較於男性更快變得脆弱，骨骼礦物質密度每平方公分低於0.65公克，因此在女性身上發生骨質疏鬆症的可能性較高。

說到骨骼健康，也不能忽略遺傳學的特徵。舉例來說，像是非裔美國人與墨西哥裔美國人的骨質密度，比全世界任何一個民族都要來得高；可是另一方面，在高加索裔美國人身上發現骨質密度為中等水準，亞裔美國人的骨質密度則偏低。這是種族與生俱來的特徵，無法透過人為的努力做出改變。

荷爾蒙的變化對於骨質密度減少也有很大影響。特別是雌激素減少對於骨質密度是最大的負面影響，例如人體內臟中對鈣質攝取的減少，並且造成骨骼生成細胞受損。此外抑制破骨細胞活性而刺激成骨細胞成長的降鈣素，與部分維他命D代謝生成物也會隨著年紀增加而減少。諸如荷爾蒙減少與因為上了年紀副甲狀腺荷爾蒙增加對骨骼所造成的傷害，遠遠大於骨骼生產的能力與速度。

接下來要說明的是飲食習慣對骨骼健康的影響。均衡的營

養攝取最重要，其中尤以鈣質對於骨質密度有直接影響，此外也有助於預防與治療骨質疏鬆症，是非常重要的營養素之一。然而大部分成年人的飲食生活習慣，對於鈣質、維他命與礦物質的攝取量顯得不足，女性又比男性更缺乏。老年人當中有高達97％左右對於促進人體吸收鈣質的維他命D遠低於每日建議攝取量。

（特徵4）心血管與肺部的變化

隨著年紀增加，人體內活動性最快速衰退的器官之一就是肺部。肺部從20歲到70歲之間約有15％的肺泡（也就是肺泡表面積）減少。由於每單位的肺泡數減少，造成氣體交換所必需的面積也相對減少。而肺部肌肉相較之前彈性較弱，促進人體內與呼吸相關的活動增加，因此肺活量也隨之減少，所以隨著年紀增加，相較於年輕時呼吸顯得更加吃力。

人在80歲時，一次呼吸量比40歲時約略減少25％；反面來看，剩下的殘氣容量（也就是在用力吐氣後還殘存在肺泡裡的空氣量）反而增加約25％。氧分子必須要進到全身又能順利排出體外，也就是讓氧分子可以在全身流通循環，才不會影響人體健康。然而，如果呼吸道肌肉肌力減弱，將會造成肺活量減少約5％至10％。

此外，老化造成肺部機能衰退，導致肺泡與微血管所發生

的氧分子攝取比率降低。換氣是指肺泡內的空氣流通；灌流是指微血管內的血液流動。肺部機能衰退造成換氣與灌流無法以正確的比率活動，就是因為受到上述肺泡與微血管的影響。

呼吸器官的肌肉是全身唯一一個必須終生維持規律性收縮的骨骼肌。然而隨著年齡增加，肺部肌肉的肌力衰退無法避免。當然肺部肌肉的肌力減少對於老年人日常生活或是一般身體活動不會產生明顯的影響。不過一旦罹患肺部疾病，當呼吸器官的肌肉受到刺激，將會對老人健康造成更大的負擔。

如果針對肺部所出現的變化再選擇一項情形說明，那就是受到周圍器官影響，造成肺部對於缺氧症的反應能力減少。人體內所有的換氣調節主要是受胸廓肺部關節部位的末梢感覺器官與中樞器官所左右。在老年人身上，由於中樞神經活動與呼吸器官肌肉減少，造成神經傳達變得緩慢，因此肺部的呼吸系統對於缺氧症反應能力約衰退50％。

與呼吸具有高度密切關係的心血管系統也可看出各種變化。心血管系統是由心臟、血液、血管等基本要素所構成。心血管系統進行氧分子與營養素的搬運，以維持細胞代謝與穩定性，並且扮演清除所有活體細胞內生成的副產物的角色。

健康的成人在安定狀態時的心血管機能除了收縮壓以外，受到老化影響所產生的變化幾乎可以說沒有。雖然說可以滿足人體所必需的血壓與血流，然而在人體進行運動時所必需的心血管機能受到老化影響，將出現衰退，主要是因為隨著年齡增

加，大動脈的血管內壁變厚，大動脈與動脈支流會變得僵硬。

　　從25歲到75歲之間頸動脈的彈力平均減少40％至50％，隨著收縮壓的增加，對於心臟會造成更大負擔，心室壁的厚度也約略變厚30％，小動脈在運動期間對於神經荷爾蒙的信號出現較低反應，還會呈現不安定的收縮，以致總末梢血管阻力增加，最後有可能造成高血壓。

　　另一方面，由於老化造成對於神經荷爾蒙信號出現反應的動脈支流的神經調節機能衰退，抗氧化反射能力減弱，起立性低血壓出現的情況也會增加。起立性低血壓在壯年期約20％至30％，75歲以上約出現30％至50％，是一種十分常見的疾病。從坐著的狀態站起來時，會感到暈眩或是全身昏昏沉沉，感到無力，嚴重的時候甚至有人會因此失去意識。當人從坐著或躺著的狀態突然站起來時，隨著老化所出現的壓力受體反射能力降低，全身血壓忽然變低，以至於血液流向各個主要器官的流動效率降低，結果造成全身血壓快速降低，以致發生起立式低血壓。

　　回頭來看前面所曾經提到的總末梢血管阻力。總末梢血管阻力隨著老化每年約略增加1％。這是因為動脈血管僵硬程度增加，以及與血管擴張有關的生物化學機制衰退所造成。

　　以心臟脈動輸出量來看，一次脈搏輸出量幾乎沒有任何變化，其中老年人的心跳數在安定狀態時與年輕人幾乎無異，然而最大脈搏數每10年期間約略減少5到10次，由此推算，在計

算80歲老年人的心跳數時，進行吃力的運動時約略減少25％。

最大氧氣攝取量是按照心跳脈動輸出量與動靜脈氧氣差異來計算。其中動靜脈的氧氣差異隨著老化而減少。65歲男性在安定狀態時檢測的數據與25歲男性相比，約低了20％至30％。

隨著年紀增加，收縮壓與舒張壓也會隨之增加。由於動脈壁的脂肪物質累積，造成血管壁硬化，或是結合組織生成造成血管壁變厚，神經過敏反應或是心臟機能不全，都會對於動脈的末梢血液流通產生過度的阻力。

特徵 5 皮膚的變化

覆蓋人體全身的皮膚是人體唯一每日可見的身體器官。皮膚保護人體免受外部威脅，調節體溫以及透過感覺器官，將外部世界的許多情報提供給身體。身體內部與外部狀態的警戒線正是皮膚。

然而我們所看見的皮膚僅只是皮膚整體構造中最外面的表皮而已。與外部連接的上皮組織——表皮——是皮膚對抗外部環境的屏障。表皮最內層是以活體細胞持續進行增殖與複製，然後接替成為各個表皮層的細胞，複製能力則是逐漸衰退。因此表皮的外層細胞在消滅後，便會以角質的型態從身上脫落。

表皮下面稱之為真皮層。真皮層比表皮還要厚，除了有血管毛孔以及神經，還包含汗腺與脂肪腺纏繞其中，並且含有膠

原纖維與彈性纖維組織。膠原纖維扮演提供皮膚力量的功能；而分布範圍廣泛的彈性纖維組織的功能則是在人體動作時，讓皮膚可以反覆拉長再回到原來狀態。

構成皮膚要素的表皮與真皮，隨著年齡增加會越變越薄。由於表皮細胞具備纖維組織的血液量隨著時間而減少，無法快速複製，以致組織無法長久維持。結果，皮膚細胞漸漸變得乾燥與粗糙，造成皮膚上死亡的角質細胞增加。

真皮細胞隨著老化，所含有的膠原與彈性纖維組織也會出現退化。如此一來，不但真皮層會越變越薄，變得更脆弱，彈性也會降低，皮膚表面就會變得粗糙，出現顆粒狀以及組織硬化等現象。

由於老化出現的皮膚變化，還有真皮層的血液循環減少，效率也隨之降低。如果長時間在陽光底下曝曬太久，容易造成血管受損與擴張，皮膚會出現斑點，也會變薄，還會出現又長又細的皺紋，組織隨之產生變化甚至導致癌症等。吸菸對皮膚老化有相當大的影響。根據研究結果指出，吸菸將導致從皮膚所供給的氧氣量減少30％。由於吸菸與尼古丁的作用，其他菸害的副產品也會透過微血管，對皮膚產生負面影響。

特徵 6 肌力與瞬間爆發力的變化

肌力是人體日常生活中左右所有人體活動的能力值。從字面上的意義來看，是指肌肉收縮時所發生的張力總和，也可以說是個人用最大的力氣提起重物時所使用的力氣。

肌力約在20到30歲時達到高峰，之後便慢慢減弱。到50歲後半期開始，每10年約減少12％至15％。到了80歲之後，肌力減少的比率更高，每10年約減少30％。有研究指出，由於老化造成的肌力衰退，與其說是因為肌肉量減少，更重要的是因為相較於摺疊的屈肌，伸展的伸肌所造成的影響更大。

老年人從坐姿站起來時常常會發出「啊～」的呻吟，並且放慢速度將身體站直，這是非常自然的反應。由於老年人下肢肌力流失，進行肌力運動的能力衰退，因此無法快速運作，再加上肌力減少所造成的身體動作障礙，因此在老年人快步走或爬階梯時，這種不便狀態會更加明顯。整體來看，當老年人肌力衰退，走路或動作的速度就會變得緩慢。

由於老化造成的肌力衰退，以肌肉量流失所帶來的影響最大。肌肉量流失又稱為肌肉萎縮症。這症狀造成的肌肉量減少，會隨著肌肉纖維的特徵、神經系統與肌肉血管的血流速度而異。此外疾病增加、營養失調、身體活動程度減少等，也會直接造成肌力的流失。間接來看，肌肉萎縮增加也會導致肌力減少。

如果想要了解老化與肌肉的關聯性，首先必須了解肌肉纖維的特徵。

第一，隨著老化，肌肉量減少的主要是快肌部位。快肌是人體能在短時間發揮強大力量的肌肉。前面也曾提過為了運動到快肌部位，需要進行阻力運動。所以快肌的衰退，會加速肌力惡化。

第二，肌肉的品質變化也會對肌力帶來影響。肌肉品質降低的話，各個肌肉纖維所生產出的力氣也會隨之減少，對於高齡者而言，約略減少20％。

第三，肌肉收縮的品質也會產生變化。肌肉收縮與舒張之間所花費的時間越長，四肢加速的能力便會跟著降低。

此外神經系統也會出現變化。運動神經細胞與支配該細胞的肌肉纖維稱之為運動單位（motor unit）。大致上從30歲以後開始，整體運動單位每年以1％的比率減少，到了60歲以後減少的比率將升高。醫學界的說明指出，運動單位的流失主要是由於脊髓的運動神經消滅所造成。

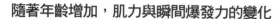

隨著年齡增加，肌力與瞬間爆發力的變化

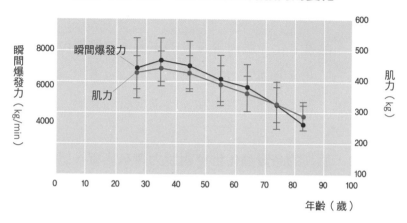

　　此外，由於老化造成肌肉血流裡的微血管數量減少，因此促進氧氣交換能力的毛細管現象跟著減少，氧化能力便會降低，導致有氧運動能力也隨之降低。

　　隨著肌肉質量出現退化，肌肉的瞬間爆發力自然也會受到影響。瞬間爆發力是指快速產生力量的能力，也可以說是在時間內可以完成的任務件數的差值。在計算瞬間爆發力時，可以利用「用最快速度爬上的階梯數」來作為能力值。以年齡變化來說，絕對瞬間爆發力每10年減少約6％至11％；若是以身高和體重相比，相對瞬間爆發力每10年約減少6％至8％。

　　隨著老化，瞬間爆發力的減少相較於肌力減少更為顯著。即使年齡相近，瞬間爆發力比起肌力每10年減少10％以上，這是普遍的特性。快肌的最大瞬間爆發力約為慢肌的4倍，然而由於老化出現的肌肉減少，快肌相較於慢肌減少的速度更快。

　　瞬間爆發力是幫助我們在日常生活中，面對所發生的事情可以保持身體機能非常重要的角色。瞬間爆發力衰退就好比是一不小心失去平衡，卻無法馬上重新找到平衡感一樣。老年人在登山時或一般走路途中，也常常因為跌倒受傷而需要送醫，很多時候正是因為瞬間爆發力衰退，身體無法及時反應過來才造成。一般而言，衰退的瞬間爆發力相較於衰退的肌力，導致人體移動時受傷的危險更高出2到3倍。

特徵 7 柔軟度變化

　　柔軟度是指在一個或多個在關節周圍所發生的運作，隨著關節筋腱、韌帶、肌肉等柔軟組織狀態與條件而異。當這些柔軟的組織可以很容易彎曲的時候，關節的運動範圍便能達到最大。如果缺乏柔軟度，不止是關節可以做出的動作量與性質會降低，貫穿關節與關節之間的肌肉也容易受傷。除此之外，也有可能肌肉扭傷、韌帶受傷，或是肌肉剝離。

　　人體在做出細微的行為和動作時，都需要具有柔軟度才能達成。例如要將上衣背上的拉鍊給拉上，或是要將長的衣服從頭上直接套進來或是脫掉，或是為了扣上安全帶將身體轉向，或是將物品放到高於頭頂上方的櫃子，還有拿出放在後面口袋的皮夾等，這些都必須在上半身可以運作的範圍才可行。另一方面，將身體蹲下，把東西抬起來，伸展雙腳，將身體捲曲，

走路與爬樓梯等活動，這時下半身的柔軟度能否發揮作用就顯得非常重要。

因此可說關節的柔軟度是有效率的人體運作所必須具備的重要能力。然而，當關節使用量過低，通過關節的肌肉變會變短；當肌肉變短，運動範圍也會逐漸縮小。因此為了提高關節柔軟度，平時就必須多花點心思在擴大活動和運動範圍上。像這樣小小的努力就可以持續維持關節的柔軟度。

關節的運動範圍從30歲到70歲，最高可以減少20％至30％。男性的柔軟度衰退速度相較女性來得快，特別是脊椎柔軟度可以看出大幅衰退的趨勢。

依據美國YMCA的實驗，腿部與腰部的柔軟度逾10年當中約減少2.54公分，減少幅度為15％；還有其他研究也提出可以背部脊椎往後仰的老年人，還不達壯年人的50％。其中腳踝關節柔軟度，女性減少50％，男性減少35％。

以上所說，伴隨老化出現的柔軟度變化是由於使用頻率減少，造成連結肌肉的組織失去順應力。老化造成的柔軟度降低，出現在上半身彎腰部分的比例最低。依據推測，主要是因為在日常生活中，上半身往後仰的動作並不多見，生活活動當中大部分是上半身做彎腰的動作。

特徵 8 平衡感變化

簡單來說，平衡感就是身體能夠取得平衡的運動能力。一般而言，平衡感可分為靜止的平衡，也就是在平穩的地面上站立的平衡，另外還有動作平衡感，也就是在地面上進行傾斜移動或步行等。

我們可以在站立的時候與進行活動時維持平衡感，主要是依據人體內多樣的感覺器官將周遭環境所發生的情況與人體活動的結果，從認知系統獲得幫助，將這樣的動作傳達到運動系統，並透過肌肉群裡進行肌肉收縮的神經系統所產生的結果。維持平衡感看似非常簡單，然而實際上需要我們身體內許多能力系統相互協調才能達成任務。因此感覺與運動間連續的相互作用能否順利進行非常重要。

然而由於老化造成運動能力衰退或感覺系統遲鈍，維持平衡感也變得越加困難。因此是否能維持人體平衡感主要是受到3個系統的影響。

其中之一正是運動系統出現的變化。運動系統的變化主要是肌力衰退，特別是下半身肌力的衰退。從50歲到70歲之間，肌力減少約30％；到了80歲以後，肌力衰退的速度加劇，由於肌力減少，人體在面對無法預知的狀態下失去平衡感時，採取有效即時的應對能力便隨之降低。

平衡感也受到認知系統變化的影響。隨著年紀增加，認知

系統能力在65歲以上減少約10％；80歲以上的老年人認知系統能力降低至少50％以上，從輕微症狀到老人失智症都有可能。不論症狀輕重，都代表認知系統已經受損。從注意力、記憶力以及思考力的情報處理能力所發生的認知系統受損，讓老年人在面對環境當中所發生的變化時，不容易發揮應對的能力。實際上在面對新的環境時，人體維持平衡感主要是藉由腳踝、臀部與腳部等連續的姿勢調整策略所產生的結果。然而由於老化，腳與腳踝的感覺明顯降低，臀部的肌肉減少，調整腳步的下半身肌肉量及速度減少，讓老年人在調整平衡感時遭遇相當的困難，因此隨著年齡增加，老年人發生跌倒意外的危險性也跟著提高。

最後要介紹的感覺系統變化可分為視覺系統、體性感覺系統與前庭系統。

視覺系統的變化

視覺系統是提供我們周遭環境的情報，藉由周圍環境內存在的物體相關資訊，讓我們可以掌握所在的空間位置。然而隨著年紀增加，由於視覺系統受到末梢構成要素的變化影響，造成末梢部位的敏感度降低。視覺系統的共同性疾病有白內障、青光眼、老年黃斑部退化等症狀。

▌軀體感覺系統的變化

軀體感覺系統是指與支撐面相關的人體空間移動與運作，提供彼此相關的身體部位位置與動作情報的人體系統。然而上了年紀，支撐面的質量與提供下半身負荷的相關情報的腳板的皮膚受體的敏感度減少，特別是因為肌肉與關節受體的敏感度降低，因此面對必須快速調整姿勢的情況會產生困難。

▌前庭系統的變化

前庭系統並不是用來衡量外部的平面和水平面的相關狀態，而是人體內頭腦對於平面相關的重力、直線以及角度與速度的判讀。毛細胞的密度從30歲開始減少，關於頭部動作的感覺會跟著減少，到了70歲則減少約40％。前庭眼球反射能力也會隨著年齡增加開始降低。因此老年人處於複雜的視覺環境中容易感到不安，進而產生暈眩症。

特徵 9 步伐出現變化與跌倒

隨著進入老化，健康老年人的步伐與一般年輕成人的步伐也有所不同。

步伐最主要的變化在於走路的速度。平均來看，沒有摔傷過的健康老年人的步伐比年輕成人的速度約慢上20％，快步走的時候也約有17％的差異。

像這樣發覺到走路速度變慢，主要原因是因為步伐的長度縮短所造成。由於雙手擺動的幅度變小，臀部與膝蓋腳踝的迴轉以及需要雙重支撐的時間增加，還有在腳跟完全著地之前，另一隻腳會習慣性固定在地面上等，這些走路的方式改變，以至於步伐也跟著出現變化。

跌倒雖然在各個年齡都有可能發生，不過對於老年人而言卻是個嚴重問題。65歲以上的老年人平均有30％在一年內至少跌倒受傷一次；75歲以上的老年人約有50％有跌倒的經驗。跌倒雖然不會造成嚴重的傷害或死亡，可是會導致老年人身體上與社會活動受到限制，倚賴感也會隨之增加，因此可能需要接受長時間的保護措施。

跌倒本身可以說並非老化過程普遍存在的型態，而是各種老化症狀的出現影響了老年人跌倒比率的增加。此外，家中與周遭環境的障礙物也有可能是造成跌倒的原因之一，例如在居住環境當中，對老年人來說最危險的地方就是房屋出入口外面

的樓梯、室內樓層連結的樓梯以及浴室或浴缸。因此如果家中有老年人，最好將家裡的環境稍做改造，例如在每個地方都設置電燈，讓他們可以盡快感應到危險要素的出現；在獨棟房子的樓層樓梯旁設置可以作為防止墜落與扶手的欄杆；另外在浴室和浴缸旁邊可以設置把手，讓他們在需要時可以有所支撐，這是較為理想的安全裝置。

促使老年人跌倒比率增加的共同性風險因素有肌肉衰退、關節炎、平衡感變差、走路受傷、不安全的姿勢、之前有跌倒的經驗、視覺能力的缺陷、日常生活活動能力受到限制、意志消沉以及認知力衰退、還有年紀超過80歲以上等原因。在這裡再補充說明，根據研究報告指出，如果老年人平時有服用鎮定劑、安眠藥、抗憂鬱症藥物以及中樞神經抑制劑、肌肉鬆弛劑等抗精神性藥物，以及抗心律不整的藥物及利尿劑等藥物時，可能會大幅增加跌倒的風險。

造成跌倒的危險因素增加越多，意外發生的機率也就相對提高。在之前曾經跌倒的地方生活的老年人，如果該空間存在一個跌倒的危險要素，老年人跌倒的危險機率就增加10％；如果有超過4個以上的危險因素，這時跌倒的危險率不是單一因素的4倍，而是高達69％。

04

運動對身體的影響

不論任何人，雖然上了年紀，但是從外表來看，年齡增長所出現的變化或是體力的衰退程度，都是因人而異。有的人到了70歲還能維持在50歲左右的身體狀態；也有人不到60歲，卻已經像是超過70歲般的虛弱。因此可以說任何人的老化速度都不同。

當然如同前面所說，造成老化的原因當中，有部分先天性原因無法透過人為努力加以改變。然而如果透過持續性運動與調整飲食，則很有可能可以減緩老化的速度。事實上，最近關於這樣的研究結果也紛紛出爐，有研究指出，運動不只是單純的身體機能獲得改善，對於腦部健康也有所影響。關於運動與腦部機能變化的研究所得到的結論是，持續進行有氧運動對於

預防老人失智症也有所幫助。

那麼，運動對於人體機能究竟有什麼樣的影響呢？

大致上來看，主要是心臟與肺部機能的強化，有助於對抗老化的症狀。其次，阻力運動可以強化全身肌肉，鍛鍊人體全身的力量，並使各種因老化所發生的症狀趨於緩和。還有持續性運動對於骨質密度增加也有正面影響，支撐人體最根本的結構骨骼將會變得更結實強壯。

利用有氧運動強化心臟與肺部機能

若持續進行需要長時間持久力的有氧運動，將可以提升心肺功能。隨著年紀增加，全身的氣力會逐漸衰退，身體稍微動一下就喊累，這主要是因為肺部與心臟的機能出現衰退，所以無法充分吸入氧氣，也是因為負責將吸入的氧分子送到全身各個角落的心血管機能出現衰退。有氧運動可以幫助增加人體最大氧氣攝取量，讓肺部與心臟變得更健康更結實，甚至由於持續的運動，有助於增加微血管數量與血液量。有氧運動到底對人體帶來什麼幫助，以下將一一進行說明。

最大氧氣攝取量增加

　　長時間的持久力訓練有助於提升心臟的心室大小與機能。在這裡讓我們暫時複習一下以前學校所學過的心臟構造。心臟分為與靜脈連接的心房，以及與動脈連結的心室。與動脈連結的心室負責將血液送往全身。為了將血液送出以及承受相當的壓力，所以相較於心臟結構的其他部位，心室壁結構最厚。

　　健康的心室能將血液正常順利的排出，而透過有氧運動可以強化心室機能。當代表一次可以送出的血液量的一次脈搏輸出量增加，意味著不論平常或是運動之後，心臟不會顯得非常吃力。平時不常運動的人，只要稍微跑一下就會感到心臟好像快跳出來一樣加速，或是感到胸口心臟激烈的跳動，這都是因為人體內的心跳快速劇烈的增加所致。

　　如果可以達到在運動時與沒有運動時心跳數不會出現太大變化，那麼分布在活動肌的微血管數量不但會增加，肌肉與血液之間的物質交換也會進行得更加順暢，活動肌的血流增加的話，血漿的數量也會隨之增加。如此一來，血液黏度也會減少。換句話說，就是血液搬運氧分子的能力增加，肌肉的有氧代謝能力便會提升，動脈與靜脈的氧氣差異也會增加，最後結果便是最大氧氣攝取量增加。

　　由於運動帶來最大氧氣攝取量增加，以男性老年人而言，增加的三分之二當中是因為心跳脈搏輸出量增加；另外三分之

一是由於動靜脈的氧氣差異所致。另一方面，女性老年人的最大氧氣攝取量增加主要是在於小範圍的末梢組織，也就是動靜脈的氧氣差異原因還有待觀察。

不過像這樣男女出現的差異，在年輕人身上卻不會有。主要是因為女性在進入更年期以後，對於運動的反應主要表現在性荷爾蒙所致。

在以平均77歲的男女年長者作為研究對象，進行每週3小時長達1年的持久力運動與阻力運動的複合式運動，結果觀察到最大氧氣攝取量在兩個群組當中都出現了具有意義的增加趨勢。此外，針對女性年長者進行為期12週，分別採用60％至70％強度的有氧運動與阻力運動，結果發現，最大氧氣攝取量在兩個群組裡也都出現具有意義的增加趨勢。

肺部換氣能力增加

1分鐘內進入肺部的空氣量稱之為換氣量，合計吐出的空氣量則稱之為肺活量。因此肺換氣是指透過呼吸空氣從肺部呼入與排出。安定狀態時的肺部機能雖然不會受到運動的影響，可是在進行持續的持久力訓練時，呼吸肌的持久力增加，致使肺換氣能力可以長時間維持效果。由於一次呼吸可以吸入更多氧氣，因此使用氧氣的能力也隨之增加。

心室容積增加

　　持久力堅強的運動選手由於長時間接受訓練，因此一次脈搏輸出量增加。如此一來，心室受到放大的刺激，心臟會變得肥大，稱之為「運動心臟」。心室容積增加也會造成一次脈搏輸出量增加，在安定狀態或進行運動時，心跳數會減少。在進行最大運動時，為了使最大心跳脈動輸出量增加，也會帶動最大氧氣攝取量的提升。

微血管數量增加

　　持續進行要求持久力的運動的話，分布在活動肌的微血管數量出現增加的研究結論已陸續發表。一般而言，當選手進行提升持久力的運動時，選手的骨骼肌微血管數量會較一般人多出20％至50％，肌肉裡的肌紅素濃度也會隨之增加。

　　骨骼肌組織會出現這種變化主要是因為血液擴散面積增加，促使肌肉與血液當中的物質交換更為順暢，分布在活動肌的潛在性小動脈的流通增加，不止如此，從內臟器官流向活動肌的血流重新分配，活動肌的血流增加，肌肉的氧氣輸出量也提升，致使動靜脈氧氣差異值增加。

血液量增加

持續性的有氧運動造成整體血液量增加。根據發表的研究結果來看，除了血液量增加，其中紅血球總數量增加10％至20％，血漿數量增加20％至30％。血漿量的增加造成血液稀釋現象，有助於降低血液黏度。如果血液不黏稠，將有助於血液在人體內的流通順暢。如此一來，血液搬運氧分子的能力也會隨之提高。

此外，一旦血漿的量增加，人體在炎熱容易流汗的環境下進行運動時，即使為了調節人體體溫，皮膚的血流增加，活動肌的血液量仍然可以維持較高水準，這點有助於人體長時間進行高強度運動。

緩和高血壓

持久性運動特別是規律性的進行有氧運動，不管年齡大小或是男女性別，都可以幫助心跳與心臟脈動輸出量增加，進而促使動脈壁的機械式收縮與舒張活動更加活絡，有助於預防因為老化所產生的動脈壁彈性衰退的症狀。動脈壁的彈性越高越有助於防止血管末梢阻力增加，對於維持正常血壓和降低血壓有所幫助，也就是可以降低老年人罹患高血壓疾病的風險。

運動後產生的低血壓效果，主要是因為身體變得暖和與化

學物質的生成，荷爾蒙與其受體的變化，讓腿部與內臟器官的血管出現舒張與擴張的緣故。症狀較為輕微的高血壓患者在持續運動後，對運動產生反應，收縮壓約減少8至12毫米汞柱，舒張壓約減少6至10毫米汞柱，這種成效與體重或是飲食無關，從運動的基準來看，相較於運動的強度，更重要的是運動頻率，以及每天持續運動的習慣。

參照《韓國社會體育學會會刊》所刊載的運動實驗研究結果，以男女高齡者30名為研究對象，進行為期12週的複合式運動後，針對血壓變化進行研究，其中收縮壓從143.31毫米汞柱減少為128.88毫米汞柱，減少幅度為9.8％；舒張壓由76.94毫米汞柱減少為72.25毫米汞柱，減少幅度為6.2％。根據嘉泉醫學大學金昌君博士的研究，透過進行複合式運動訓練對代謝症候群產生的影響，發現在經過12週的持續運動後，舒張壓約可獲得6.83％的改善。

雖然運動對血壓產生的效果因人而異，而且受到先天性遺傳因素的影響，要獲得一定的改善值較為困難，不過在運動訓練前，血壓逼近警戒線或是已經有輕微高血壓症狀的人，在接受運動訓練後，在安定狀態下血壓都較之前降低，收縮壓平均減少11毫米汞柱，舒張壓平均減少8毫米汞柱。

減少心臟疾病

持續性的運動可以鍛鍊心臟肌肉，還可以擴張冠狀動脈。心臟大，動脈血管通路順暢，心臟才能更為活躍。持續進行有氧運動的人相較於沒有運動習慣的人，血管較為寬闊，發生血栓的情況較少，心臟病發作的危險也會隨之降低。想要維持心臟的健康並不需要進行特別吃力的運動，例如在家裡做的清潔打掃，還有走路到商店、爬樓梯等，每天約進行30分鐘簡單又不繁重的身體活動，就可以讓心臟機能出現正面變化。

增加肌肉量，減少體脂肪

隨著運動種類而異，人體內使用到的肌肉也有所不同。在這裡大致上分為有氧運動與阻力運動。如果要增加肌肉量，相較於有氧運動，阻力運動效果會更加顯著。

有氧運動與肌肉量

一般所知，有氧運動對於增進骨骼肌幾乎沒有任何幫助。像是走路、騎自行車、慢跑等都是具代表性的有氧運動。然而

對於增進肌肉量或是肌力，還有降低骨關節炎、冠狀動脈性心臟病、憂鬱症等，阻力運動的效果比有氧運動來得顯著。但有氧運動在透過肌紅素增長以及骨骼肌蛋白質代謝調節作用，對於擴大骨骼肌也有所影響。有一個研究案例指出，連續進行12週有氧運動，可以增加約7％以上的骨骼肌。透過阻力運動所增加的骨骼肌數據僅9％，兩者之間並無太大差異。

在韓國所實施的研究調查中指出，以40歲女性為研究對象，連續進行12週有氧運動後，檢查其肌肉量，有氧運動對於肌肉量的變化雖然出現具有意義的數據，然而與阻力運動與有氧運動並行的複合式運動相比，卻只有40％的水準。

當然阻力運動並非不分男女對於身體上下部位的肌力都可以平衡鍛鍊。事實上，從國外的研究案例來看，以男性老年人為對象進行高強度的有氧健身操，每週3次連續24週的持續運動之下，上半身的肌力增加約16.75％，下半身的肌力卻反而減少5.30％，這樣的結果非常耐人尋味。另一方面來看，以女性老年人為對象進行相同研究，實施運動的結果，上下半身的肌力全都出現增加的趨勢，上半身肌力增加1.49％改善，下半身肌力增加5.60％。因此，雖然有氧運動與肌肉量的關係無法一體適用在每個人身上，然而可以確信的是，透過有氧運動對於肌肉與活動體力的訓練養成，還是有其界限。

阻力運動與肌肉量

　　細胞之間存在著負責傳遞情報的蛋白質細胞素,其中也有容易引起發炎症狀的發炎性細胞素。身體內發炎性細胞素一旦增加,人體對於發炎的反應也會跟著提高。還有一旦發炎性細胞素的數量增加,很有可能導致肌肉衰退症或肌張力不全的病症。然而透過持續進行高強度的阻力運動的話,從醫學上的數據來看,對於熱衝擊蛋白質的合成會產生變化。當身體處於熱衝擊或是氧化壓力、感染等相同的壓力狀態中,會對細胞內蛋白質產生正面影響,能保護正常的細胞,也會對肌肉帶來正面作用。

　　除此之外,阻力運動對於肌肉的影響還有許多層面。不僅可以提高肌肉蛋白質的代謝率,還可以促使衛星細胞的擴散與分化,在既存的肌肉纖維中融合新的肌肉核,增加肌肉纖維。當肌肉增加時,老年人也可以獲得同等肌力強化的效果。

　　對於老年人而言,光是透過一般日常生活的身體活動,或是補充充分的蛋白質,對於預防隨著老化發生的骨骼肌減少,實為難上加難。然而透過阻力運動能夠增加肌肉量,還能鍛鍊肌力,隨著年紀增加,這是必須努力實施的項目,唯有在維持肌力的條件下,日常生活才能行動無虞,並且獲得全身所需的能量,人體其他機能也能夠維持健康狀態。

　　根據研究指出,每週進行3次、總計約10週左右的高強度

阻力運動，對於肌肉量或是肌力所產生的變化非常顯而易見。在哥本哈根大學醫院裡的克里克博士的研究小組提出，即使是超高齡者，如果可以持續進行阻力運動，不但能增加肌肉量與肌力，肌肉纖維也可以提高，骨骼肌的強化效果更是明顯。因此70歲到80歲的年長者不要受限於年紀，認為七老八十才開始運動已經太遲，這是錯誤的觀念。

透過運動所產生的肌力並非單純的肌肉肥大，而是另有更具意義的效果。為了要好好維持骨骼肌的構造及功能，終生持續運動是非常重要的。而如果想要讓運動效果徹底發揮到最高值，並非無條件的進行超過本身所能負載的運動。最重要的是考量運動者的基礎體力，還有運動頻率、運動時間、運動強度、運動量以及休息時間，必須是一套有系統的運動模式。

而且增強肌力的運動也有助於降低人體各處的體脂肪。從體重當中將脂肪扣除，只提高體內蛋白質與礦物質、水分的比重，也就是增加淨體重（Lean Body Mass, LBM）的意思。

美國馬里蘭大學運動力學科系以平均60歲的男性為研究對象，進行16週的肌力運動後，針對實驗者平均體脂肪率與淨體重的變化做調查，發現體脂肪率由27.2％減少為25.0％；另一方面淨體重由62公斤增加為64公斤。這個研究案例可以證實，阻力運動能實質增加肌肉量。

對於體脂肪的效果

有氧運動可以說是利用氧氣合成三磷酸腺苷（adenosine triphosphate, ATP）的過程。人體內的能量工廠肌紅素當中，碳水化合物、脂肪與蛋白質被氧化時，會產生三磷酸腺苷。然而如果人體需要持續進行超過3分鐘的運動，主要是依賴三磷酸腺苷的生成才能達成。低強度或是中強度的運動時間拉長，為了預防人體生產能量所必需的碳水化合物被耗盡，因此將會使用更多的脂肪作為能量來源，這也是進行有氧運動時體脂肪量會減少的原因。

阻力運動則有些許不同。適合作為鍛鍊肌肉的阻力運動，其能量供給可以透過有氧與無氧過程形成。這時所使用的燃料主要是碳水化合物佔四分之三，脂肪約為四分之一。隨著運動強度越高，碳水化合物的使用比率也隨之提升；運動強度越低，脂肪的使用率就越高。曾經嘗試過減重的人可能都有聽過醣原這個名詞。人體所攝取的碳水化合物會轉換成葡萄糖，在肌肉和血液、肝臟等各處以醣原的型態儲存。然而當醣原在體內沒有充分累積時，進行阻力運動所必需的碳水化合物便無法被滿足，就會改為將蛋白質分解作為能量使用。由此可知如果是為了降低體脂肪而運動，單純實施阻力運動並無法獲得顯著成效。

跟上述相關的實驗結果非常多。首先日本橫濱里肯研究所

以男女高齡者為研究對象，進行每週3次為期一年的高強度有氧運動後，針對體脂肪率降低程度進行調查。在將近研究結束時，所有參與實驗的高齡者體脂肪率約減少5.27％。雖然不是相同的條件，但是另一項研究是以高齡男性為對象，進行每週3次為期12週的高強度阻力運動後，針對實驗者的體脂肪量與體脂肪率變化做調查。結果得到體脂肪減少3.06％，體脂肪率減少3％的成績。

然而身體要維持平衡才能算是健康。與其只偏重一方，同時並行有氧運動與阻力運動才是最好的方法。依據杜克大學醫學中心所提出的實驗結果，在實施高強度阻力運動與有氧運動並行的複合式運動後，體脂肪量減少6.99％，體脂肪率減少5.20％。另一方面只進行有氧運動者所測得的體脂肪量僅減少4.78％，體脂肪率僅減少2.56％，減少比率相對來得低。

身體組成判斷方法

如果想要針對人體體脂肪或是扣除脂肪的體重測量，或是要分析運動效果的話，必須先進行身體組成分析。身體組成分析的方法有水中體重法、皮下脂肪檢測法、人體測量術、近紅外線相互法、生物阻抗分析法（Bioelectrical Impedance Analysis, BIA）等，其中一般最常使用的是生物阻抗分析法。生物阻抗分析法就是在身體通過微量的電流，藉由身體各種組

織的水分含量以及細胞膜特性的不同，對於不同頻率的電流產生不同的電阻跟電抗值，這些阻抗值就能透過不同的模型公式，推測出身體的組成。雖然有平均3％左右的標準誤差，然而相較其他測量方法，生物阻抗分析法具有較為平價的優點。

相較於生物阻抗分析法，最近新開發的方法是用微量X光進行的雙重能量放射線吸收測量法，主要是用來測量人體四肢的骨骼肌量，正確性與人體結構重現性方面誤差僅為1.5％，具有全身掃描時間僅6到7分鐘以及輻射量較少等優點。

雖然在進行總骨骼肌量與四肢骨骼肌量的檢測時，可以採用CT斷層掃描或MRI核磁共振等方法，然而其缺點是檢測費用較高，人體暴露的放射線輻射量也較高。

運動可以增進骨質密度

2013年美國太空總署（NASA）曾經進行一項關於「躺在床上」的研究專案。自願參加者在2週期間到休士頓的John Wood中心進行70天躺在床上的實驗。美國太空總署的研究目的，主要是為了了解在重力相當弱的極微重力（也就是幾乎沒有引力的宇宙軌道狀態）下，當行動能力出現遲緩時對於太空人的身體會產生何種變化。研究結果發現，所有參加者在幾乎沒有進行

任何人體活動的2個月期間，體內鈣質與骨骼礦物質都出現減少的現象。等到人體重新開始活動，想要回到骨骼構成的原本水準時，發現相較於躺在床上的2個月，必須花費2倍的時間也就是4個月，才能恢復身體原來的狀態。

　　即使不是躺在床上，倘若人體沒有進行任何運作，沒有使用到肌肉部位，對於骨骼的礦物質仍會出現負面影響。對於骨骼的生成與維持，骨骼支撐體重的運動也是同等重要。雖然透過運動，肌肉產生收縮與舒張也會影響骨骼生成與促進骨骼生長，但骨骼維持支撐身體重量的狀態對於骨骼健康是非常重要、不可忽略的事實。

　　究竟運動與骨骼之間存在什麼關聯？首先骨骼裡存在骨芽細胞，也可稱之為造骨細胞。骨骼堅硬的部分是透過鈣鹽與磷酸鹽累積形成，使骨骼變得堅硬強壯。運動不但可以對骨芽細胞產生直接的刺激作用，也會出現與內分泌系統和骨骼形成粒子相同的生物化學作用。特別是刺激肌肉成長的運動，對骨骼也能產生作用。在骨骼生成時，對骨芽細胞也會有影響，使骨質密度提升。反之，如果缺乏運動，骨骼容積就會減少。

　　雖說運動光是能維持人體肌肉量已經是一個很大的改變，然而運動還有助於肌肉量逐漸增加，並且對象不分種族與性別，對骨質密度也能產生正面影響。特別是肌力運動當中，透過肌肉收縮持續的增加力量，對於維持骨質密度也非常有效。一旦骨質密度提高，年長者容易發生的摔傷事故便能減少，此

外骨骼的質量也能夠徹底維持，對於預防軟骨症和骨骼萎縮等相似的疾病也有正面效果。

肌肉收縮所產生的力量，是用來確定骨骼的質量（骨骼密度、骨力、骨骼構造等）一個非常重要的因子。一旦骨骼的質量惡化，便容易產生相當多的疾病。例如進入更年期的女性伸肌的肌肉會開始衰退，無法充分獲得肌肉的幫助，骨骼狀態也開始走下坡，因此脊椎受到壓迫的危險便隨之提高。美國國立衛生研究院曾經針對肌肉與骨骼質量進行研究。肌肉必須維持健壯以及形成良好狀態，施加在骨骼上的技術性壓力才能減少，自然也能預防摔傷或骨折以後所發生的二次受傷的可能性，也可以減少外界對骨骼的衝擊力。

骨骼如果受到外力的衝擊而損傷，要再次恢復到骨骼原本的狀態，約需花費4到6個月的時間。因此如果進行短於骨骼生成時間的短期運動，想要透過運動的刺激來對骨骼產生相對性的作用，恐怕無法達到很大的效果。所謂的運動要素包含運動強度、持續性的運動時間，以及運動時對於骨骼所施加的物理性壓力等。諸如慢跑、爬樓梯、跳躍等訓練肌力的運動與高強度持久力訓練，對骨骼的健康能有最好的刺激效果。然而類似的運動，對於心血管壓迫或是摔傷的危險也會相對提高，所以在進行運動時請務必留意。

從運動與肌肉的關係的實驗結果來看，有些資訊還是多少有所幫助。根據針對有氧運動與阻力運動與骨質密度的關係之

研究資料顯示，進入更年期的女性臀部的骨質密度在進行有氧運動後，大約產生2.13％的變化，與強度較高的阻力運動的效果相比，二者出現相似的結果。從這裡可以看出，每天持續進行較不費力的有氧運動的話，對於人體部分骨質密度的改善也會有成效。

另外也有研究分別以10名更年期後的女性進行健身操運動，另外10名進行包含阻力運動的複合式運動，實驗期間為10個月，結果發現，運動後骨質密度與骨骼礦物質含量進行比較，非運動組參加者的情況是分別減少2.58％與2.50％；另一方面，運動組則分別出現增加1.33％與1.38％的結果。

雖然說有氧運動和阻力運動，兩者對於維持健康的骨骼都扮演非常重要的角色。然而如果要深究究竟何者效果最佳，應該是阻力運動。根據韓國研究調查結果顯示，40歲女性在經過3個月運動實驗後，進行有氧運動者的骨質密度約小幅增加1.67％；然而，阻力運動者的骨質密度則增加6.54％，增加幅度明顯高於有氧運動組。

我在菲律賓以15名平均57歲的男性為研究對象，將其區分為高強度阻力運動組與低強度阻力運動組，進行3個月的運動實驗，結果也出現類似上述的結論。實驗後高強度運動組與低強度運動組的骨質密度分別增加1.86％與1.75％。因此可以得到即使是相同的阻力運動，強度較高的運動骨質密度形成也更為快速的結論。

　　雖然說每個人的體力與天生的身體組成都不同，因此無法代入相同的運動條件，不過至少跟現在相比，應該要努力提高身體活動力，長期持續地擴展活動的範圍，如此一來才能維持健康的身體。

同時進行有氧運動與阻力運動

　　如果能同時進行有氧運動與阻力運動，這樣可以帶來更大的變化。韓國有許多運動科學研究小組也可以驗證上述所說的真實性。根據一項以14名中年女性為對象，分組進行為期12週的有氧運動與複合運動實驗，結果顯示有氧運動組所有參加者的體力方面很難發現具有意義的變化；然而複合式運動組在體力、肌肉持久力、敏捷性、柔軟度等所有體適能方面，全部出現增加的結果。

　　此外根據另一項研究，以10名平均44歲的女性為對象，分別進行為期10週的有氧運動與複合式運動後，調查身體所出現的變化。其中有氧運動組只有在柔軟度與平衡感方面出現變化；複合式運動組在握力以及腹肌力、肌肉持久力、柔軟度與瞬間爆發力等大部分的項目中，都有相當大的變化。如果只進行有氧運動，可能很難得到預期的效果。從以上實驗結果可以

推論，如果只進行有氧運動，對於改善人體活動力很難有顯著的成效；如果能同時進行有氧運動與阻力運動，將會出現更大的變化。

肌肉機能的變化

隨著年齡增加，特別是60歲以後，肌力會逐漸減少。肌力減少是肌肉組織減少與肌肉纖維損傷的原因。然而阻力運動能促使神經與肌肉適應，在肌肉變得肥大以前，主要是給予神經系統要素產生刺激獲得初期的肌力。

英國曼徹斯特廣域大學的研究發現，經由為期數週的肌力運動的結果，神經運動快速增加。義大利羅馬大學的研究，進行為期8週的下肢肌力運動，3週後實施肌電圖檢測（Electromyography, EMG），結果顯示大腿的外側筋約增加8％左右。

為了提升肌肉的力量，一般建議實施阻力運動的方法，有以最大肌力的60％以上進行5到10次反覆運動，以增加肌力；或是以40％至50％的強度進行10次以上的運動方式來形成肌肉的持久力。肌肉機能測量的方法有握力、舉啞鈴、椅子上坐下起立運動、仰臥起坐、伏地挺身等方法。其中檢測下肢肌力時，代表性的檢測方法為在椅子上坐下起立。

柔軟度提升

隨著年紀增加，相較於年輕時期的人體活動量顯得相對不足，運動範圍也減少，身體柔軟度自然便日益惡化。為了防止上述情形發生，必須每天進行關節運動，其中以伸展運動最具效率。美國麻州波士頓布萊根婦女醫院（Brigham and Women's Hospital），進行每週3次，每次30到40分鐘，從坐著的姿勢讓腰部往前做出彎曲的動作，以及膝蓋向胸部彎曲抱住膝蓋，以及在躺著的姿勢中抬起骨盆，彎腰與挺直等10次運動，反覆進行3套運動。測試結果發現，所有參加者的腰部與腿部柔軟度約略增加25％，脊椎的伸展度也較以往改善約40％。透過這項實驗可以發現，不但可以鍛鍊老年人的運動範圍，柔軟度也獲得改善。其中更重要的成果是可以找出適合老年人改善柔軟度的運動方法。

對於年長者而言，伸展運動有其必要。美國馬里蘭大學運動學系研究組分別進行以平均59歲的男性為研究對象，一起實施肌力運動與伸展運動，以及以平均63歲男性為研究對象，僅進行伸展運動，2組皆為期10週。研究結果發現，2個年齡組當中，相較於並行肌力運動的運動組，只有進行伸展運動的運動組，運動範圍增加率較高。代表阻力運動對於增加身體柔軟度雖然有效，然而若與特定的伸展運動一起並行，能讓關節的運作範圍或是身體機能更向上提升。因此為了改善身體柔軟度，

建議年長者應該持續進行每週3次的伸展運動。如果前往專業運動訓練中心，為了檢測腰部與骨關節的柔軟度，可以進行柔軟度測試，以確切掌握自身的情況。

動作敏捷性與平衡感效果

威士頓醫學大學以前曾經發表過關於年長者維持移動性的論文，指出如果想要提升人體的平衡感，雖然柔軟度運動非常重要，但也應該一起進行阻力運動，才有助於增加全身肌力。

韓國也持續針對老年人提升平衡感和動作敏捷性的運動方法進行研究。像是延世大學體育教育學科李涵主教授以平均71歲的年長女性為對象，進行每週3次、為期8週的下肢肌力強化運動，結果發現，機能性的手臂伸展測試出現約28％成長的效果；起立走路的測試中花費時間約減少2.91％。另一項實驗以15名平均76歲的老年人為研究對象，進行每週3次、為期9週的彈力繩運動。實施結果發現，肌力強化運動的機能性手臂伸展等測試當中，出現學術上具有意義的差異結果。

機能性手臂伸展或是坐下起立走路等，是身體均衡能力的測試方法之一。此外，身體機能相關的體力測試方法使用的是走路速度、起立走路、爬樓梯等有效的檢測方法。

05

開始運動前
必須了解的事項

　　每週持續進行適合自身體力的有氧運動與阻力運動，不但可以增加肌力，對於骨質密度提升也有很大的幫助。然而在這裡必須先了解，不管對身體再怎麼好的運動，如果超過自己能力所能負荷的範圍，反而容易造成身體受損。因此不但要確認身體機能的狀態，心理條件也必須同時確認。因此鑽研運動科學或是運動學的學術論文當中，對於人體身體上與心理上的階段進行明確區分，然後找出適合的運動種類和強度。

　　雖然說好不容易下定決心開始運動，但仍要建議各位讀者，運動之前盡可能先尋求專家的意見，找出適合自身的運動模式，將會對運動效果的提升有更大的幫助。

充分了解目前的身心狀態

　　有一位年長者從50歲後期開始持續進行馬拉松跑步訓練。每個週末每天進行2個小時的跑步運動，還去參加馬拉松大賽，跑完半程馬拉松也不會感到吃力，身體甚至具備可以跑完全程的體力。即使過了60歲從職場退休，也從不鬆懈運動。運動的速度或跑步的距離雖然較以往減少，還是維持每天一早起床進行長跑與伸展運動，在住家附近公園的運動設施進行肌力訓練。老人家表示，如果有一天沒運動的話，反而會覺得身體硬邦邦的很不習慣。

　　然而周遭有許多人認為年紀大了，還進行跟以前一樣的運動對身體負擔過重，如果再這樣繼續勉強下去，反而會對身體造成傷害。結果真是如此嗎？

　　每個人適合的運動強度和運動時間都不同。對於有持續運動習慣或是具備良好運動能力的人而言，即使上了年紀也能負擔高強度運動。因此在提出上了年紀就不適合進行強度運動這種既定成見之前，應該要先確認身體以及心理機能，到底自身目前處於哪個階段，這樣的話就可以找到適合每個人的運動強度，或能夠進行多久的運動。這一項自我檢測是必要的程序。

身體機能的五個階段

　　年長者的生理狀態因人而異。有的人可以跑完全程的馬拉松，也有許多人因為罹患慢性疾病而身體無力。然而看看周遭，獨立生活有困難的年長者相較於身體健康或者是生理機能良好的年長者，比率來得高出許多。以下將分別就年長者的身體機能各個階段提出說明。

▍身體機能優越

　　身體機能優越的年長者在現今社會實屬難得。這些人每天進行身體鍛鍊，參加適合自己年紀的競賽，或是目前還在進行需要身體勞動的職業。從遺傳學來看，這些人可能受到身體活動力較高的遺傳影響。這些人的身體運作能力出現最大值，是非常獨特的案例。

▍身體機能健康

　　身體機能健康的年長者每週進行2到5次的運動。運動的目的並不是為了與他人競賽，而是為了維持身體健康，或者是樂在運動，或者是為了維持身體機能。由於健康的生活習慣與持續的運動計畫、良好的日常生活作息，讓營養與睡眠狀態也十分正常。此外加上能克制飲酒、藥物與吸菸等不良習慣，健康狀態相較一般人更為良好。再以同年齡層的其他年長者來看，

經常可以聽到身體機能較佳的稱讚，日常生活也顯得較有活力。實際上這些年長者的特徵，還有樂於參與和年輕人一起進行的活動、對於人生非常投入、用心生活等。

從身體機能來看，相較於其他同年齡層的年長者而言，肌力與肌肉持久力測試約處於中上位50％到75％的高水準。

▎身體機能獨立自主

身體機能處於獨立自主階段的年長者，雖然沒有健康的生活習慣或是並不特別注重運動，然而也沒有罹患會妨礙獨立生活能力的疾病。65歲以上的年長者約66％處於身體機能獨立自主階段，具備日常生活所必需的活動能力與機能。對於旅行和打高爾夫球，或者是修剪花木等社會性活動與工具使用上，完全沒有任何問題。

然而本階段的年長者一旦罹患輕微的疾病，或者是遭遇細小的事故，可能就會導致生活不便。當感受到身體機能的障礙，以及平常可以獨力完成的日常事務再也無法像以往一樣做到，獨立自主的生活馬上就會產生問題。換句話說，身體機能獨立自主階段的年長者與身體機能衰弱階段的差異，僅在於幾乎沒有任何身體機能的預備能力，因此一旦遭遇細微的變故，生活就會產生障礙。

▌身體機能衰弱

身體機能衰弱雖然不是指機能喪失的身體障礙，然而當身體機能處於不安定或有受損危險性，也就是身體預備力的生理性系統機能降低所出現的身體狀態。身體衰弱的年長者其生理系統減少的範圍，以臨床學術來說，可以視為是衰弱的起點，或是已經超越起點。

因此身體虛弱的人在遇到細微的外部壓力時，也會提高身體障礙或死亡等危險。這些人平常雖然可以進行日常活動，然而身體患有疾病或者是健康狀態虛弱，甚至還有下半身肌肉惡化等問題。因此有許多年長者足不出戶，只待在家裡，或是飲食上透過社福團體支援，依賴社福單位，連家中的清潔打掃都需要外人協助，結果導致身體衰弱的人，在獨立生活與依賴性生活兩者微妙的界線中來來去去，日常生活的狀態也隨身體機能起伏而受到影響。

▌身體機能依賴

身體機能階段當中處於最下位的便是依賴階段。處於這個階段的年長者很難獨力完成基本的日常生活。在身體上必須倚賴他人協助的年長者，日常生活的部分甚至是全部的作息都得靠他人的幫助才有辦法進行，不僅是飲食，就連穿衣服或者是躺下來都無法獨力完成。這些人所面臨的身體機能障礙程度，可以從穿衣服、上床睡覺、從椅子上站起來、洗臉、吃東西

與飲水，還有能夠獨立乾淨的沐浴、如廁、在家裡活動、爬樓梯、在庭園散步、修剪指甲等日常生活的瑣事做出判斷。這個階段的年長者透露，一般面臨的主要問題在於沐浴。

身體障礙可能由於慢性或者是急性疾病、意外事故和特殊的生活習慣所造成。然而即使罹患慢性疾病，或者有不健康的生活習慣，並不代表全部的人都會出現身體機能障礙。

身體障礙的潛在性危險因素有以下幾種：非疾病因素的如吸菸、飲酒、脂肪過多、身體缺乏活動等；認知因素方面有憂鬱症等。疾病因素包括高血壓、關節炎、狹心症、腦中風、心臟衰竭、肥胖、糖尿病、癌症等造成人體活動受限，這樣的疾病很有可能會產生併發症，高血壓或是關節炎等發病率也會相對提高。由於身體機能障礙對於生活品質會產生相當的不良作用，因此當初期的症狀出現時，必須十分留意才行。由於不足的身體活動與肌力惡化，隨著年紀增加，必須依賴外界幫助才能維持基本生活作息的可能性也越高，相較於活動性高身體機能健康的人，獨立能力喪失的機率高達5倍之多。特別是像心肺功能等與體力因素相關的部位罹患疾病時，出現受傷—機能受損—障礙的連續反應的危險性也相對提高。

關於運動的心理狀態五階段

依據人們對於運動在心理上有多少的準備程度，可將關於運動的心理狀態分為5個階段。羅德島大學的普羅察斯卡和維利瑟（Prochaska&Velicer）研究小組依據人們對於運動心理上的準備程度，將其分成5個階段，對於運動人們的心理障礙與動機因素等做出說明。

▎思考前階段

這個階段的人們沒有進行任何運動，在未來6個月內也沒有開始運動的計畫，拒絕與運動相關的行為。處在這個階段的人們認為，從運動獲得的效益相比，所產生的損失更大。這種情況下，為了得知運動所能產生的幫助，可以透過閱讀運動相關訊息、觀賞運動影片或進行相關諮詢等來獲得改變。

▎思考階段

雖然現在沒有進行任何運動，但是有在思考未來6個月內開始運動的可能性。目前對於運動的好處沒有百分之百的確信，但是對於運動時可以為自己帶來什麼幫助有著更具體的思考。考慮在每天進行的活動中安插運動的人，最好是尋求可以在運動方面給予幫助的人的建議。

▎準備階段

雖然現在有在從事運動，然而頻率未達每週3次，每次20分鐘以上的水準。然而在未來的30天內有考慮將運動頻率調整為標準以上。處於這個階段的人雖然目前有在運動，但並不是很專注，因此成果有限。建議可以找尋一起運動的夥伴，或者是設立運動目標，也可以參加運動同好會，在支付會費的同時也能夠幫助促進運動的意志力。

▎運動階段

本階段的人們雖然運動達到一般水準以上，然而運動期間還未滿6個月，由於運動動機充足，也在運動方面做了許多投資，認為運動獲得的幫助大於所付出的代價。然而還是隨時有可能會退步到準備階段，為了不倒退，必須時常自我激勵，訂定年度計畫，以獲得周遭的加油與支持。

▎維持階段

處於本階段的人們已經維持充分的運動量在6個月以上，達到運動的安全狀態，退回到運動階段的可能性較低。然而一旦鬆懈就可能面臨危機。因此本階段的人們要留意，對於運動要抓住重心，事前掌握會妨礙運動的可能突發狀況，並且擬定應對之策。這個階段的課題是確保穩定狀態的運動時間，還有作為他人學習借鏡的角色，以及提升自信感的策略。

了解自身體適能狀態

　　從象徵體適能的身體活動實行能力的程度來看，可以分為兩種：健康關聯因素與機能關聯因素。維持健康生活所必需的體力以外，還有敏捷性和動作平衡感等。如果可以先了解體適能的種類與特徵，就能事先了解透過運動可以形成什麼樣的體力。有了這些知識便能事先預料自己的人生將會如何改變。

健康相關體適能

　　健康相關體適能是指全方位的體力能量，以及可以進行日常生活的能力，包含肌肉機能（也就是肌力、肌肉持久力）與柔軟度、心肺持久力等。

▌肌肉機能

　　為了提高肌肉機能，應該進行阻力運動。年長者單靠日常的身體活動，或是攝取足夠的蛋白質，並不足以抵銷隨著老化所產生的骨骼肌減少。透過阻力運動可以鍛鍊肌肉，防止肌肉流失。如果進行更多的運動單位，肌肉量也會增加越多，肌力便會同步提升；當肌力增加，日常生活所遭遇的不便會隨之減少，身體能量也會提高，身體組成會全方位出現正面的效果。

因此阻力運動是維持健康人生所必須進行的項目之一。

　　隨著年紀增加，身邊難免會有人提醒要進行費力的運動有其難度。然而各項研究結果顯示，即使是超高齡者也可以透過高強度阻力運動來增加肌肉量和肌力。這時肌肉纖維會增大，骨骼肌會強健，自然而然的變化就是肌肉機能與肌力的提升。因此高強度運動與年齡無關，不需要感到卻步。

　　肌力是用於帶動日常生活中所有的人體活動，例如勞動、工作以及體育活動等。身體活動的要素也代表肌肉收縮所發生的張力總和。肌肉持久力指的是在進行大型作業時，可以持續進行的時間，或者是特定的動作可以持續反覆進行的能力。要能有效率的實行運動能力，必須兼具肌力與肌肉持久力。兩種能力越大，力氣就越強，越能有效率的達成需要力氣的活動。

　　阻力運動必須以大的肌肉部位別做區分，每個部位別都要均勻的運動，且在相連日期內不重複相同肌肉部位的運動最佳。例如今天進行胸部運動與二頭肌運動，明天進行肩膀運動與三頭肌運動，後天則進行腿部運動、腹肌運動與腰部運動。

▌柔軟度

　　所謂的柔軟度是指關節運動的範圍中可以靈活運作的能力。如果長久時間維持固定姿勢，關節與肌肉的活動受到限制，那麼肌肉組織將會變得僵硬，也會使肌肉長度變短，關節的運動範圍會跟著受限，因此如果減少運動範圍也就代表身體

柔軟度將馬上變得衰退。

　　對於體弱的年長者而言，如果要維持與改善身體柔軟度，進行有氧運動和肌力運動是非常重要的作業。因為對於主要以不講求肌力與柔軟度的坐姿生活為主的人們以及中老年人來說，出現骨骼肌受損或是老喊著腰痛的例子非常多。

　　主要限制關節運作範圍的原因在於肌肉的長度，因此透過可以增加肌肉長度的伸展體操以及柔軟度體操等，能增加身體的柔軟度。

▎心肺持久力

　　隨著年紀增加，人體結構中最先開始出現衰退的代表性器官為肺部以及心血管系統。心臟容積會開始變小，心臟的收縮性也不如往昔。此外由於異物質的累積，血管內壁變得粗糙，以致淤滯狹窄，這時負責搬運人體內必需能量的血液會開始出現狀況。透過持久力運動可以幫助心室容積擴大、機能向上提升，一次脈搏輸出量增加，動脈壁的機械性收縮與舒張可以更加活絡，也有助於預防動脈硬化。除了維持血壓的正常水準，對於分布在活動肌的微血管數量也能逐漸增加，肌肉與血液當中的物質交換便能更順暢的進行，流向活動肌的血流也會跟著增加。此外血漿量的增加可以減少血液黏稠度，進而強化血液搬運氧分子的能力。透過這樣一連串的變化，肌肉的有氧代謝能力會向上提升，自然而然也會減少日常生活所產生的不便。

促使心肺持久力提升的運動正是有氧運動，例如走路、騎腳踏車、游泳、水中運動等都很適用。

競技體適能

速度、瞬間爆發力、平衡感、協調能力、敏捷性、反應時間要素等，屬於競技體適能。

其中敏捷性與動作平衡感，不但是在進行運動時所必需的關鍵要素，與肌肉和神經系統也有著密切關聯，為了維持與增進年長者的健康體力，敏捷性與動作平衡感也被認為是重要因素。敏捷性與動作平衡感不只是在爬樓梯，或是在道路上避開障礙物步行前進，也包含接電話、打開玄關門，還有坐公車與下公車、在交通號誌變成紅燈之前快步通過人行道等。為了避免環境所造成的危險因素，敏捷性與動作平衡感是人體必須具備的能力。

▌平衡感

所謂的平衡感是身體維持一定姿勢的能力，包括體重重心在空間範圍內維持的靜止平衡感，以及在空間範圍內移動的過程中維持身體均衡的動作平衡感。為了提升平衡感，建議的運動種類包含利用身體維持站立、走路、單腳抬起等，以及透過小道具如健身操與彈力繩等方法。

▌敏捷性

所謂的敏捷性是指以最快速的動作調整人體活動,以及從容的做出反應的能力,或是身體在動作當中,全身或是一部分的動作可以迅速改變,或是將運動的方向最快速轉換的能力。測量敏捷性的方法有10公尺往返跑步、Z字型跑步、側步走測試等方法。

▌瞬間爆發力

所謂的瞬間爆發力是指:在單位時間內形成的力道在最短的時間內發揮一瞬間力氣的能力。這在日常生活中是相當重要的要素。測量瞬間爆發力的方法有原地跳高、立定跳遠、溫蓋特無氧動力測試(Wingate test)等方法。

▌協調能力

所謂的協調能力是指:將身體各部位的分離式運動整合成具有效率運動的能力。生活當中所有的活動,都需要仰賴協調能力來完成。舉例而言,像編織、寫字等動作,為了有效率的運作手指,必須依靠手臂、手腕以及手指一起協調。以協調能力運動來說,有個人運動、團體運動以及使用小道具例如梯子、球、氣球、椅子等方法。

運動內容多樣化構成

　　運動計畫的構成要素大體上可以分為4個：運動強度、運動時間、運動頻率與運動種類。其中運動強度又依據心肺持久力與肌力運動區分，以此構成運動計畫。每個人對於運動適應程度各自不同，因此即使進行相同的運動計畫，每個人身體所出現的反應也各有千秋。因此開始運動之前，必須先了解運動安全界線與運動效率界限。

　　所謂的運動安全界線是指可以安全地進行運動的界線，一旦超過就可能會產生危險性的運動強度，也就是代表運動量界線。效率界線是指進行某種程度以下的運動無法獲得充分效果的界線。

　　這兩種界線在身體條件越差的情況下，界線越低；體力越強壯的人，界線也就越高。萬一安全界線相較於效率界限來得低，有效的運動所具有的危險性增加，那麼該運動就會成為地雷，事實上在進行運動時便會有許多困難。

　　身體條件低落的老年人或帶有疾病的年長者，得特別注重安全界線的範圍，再來考慮運動計畫的擬定。

心肺持久力的運動強度設定

　　運動強度是運動計畫當中最重要的構成要素，可區分為心肺持久力運動與肌力運動。首先，一起來了解關於最基本的能量代謝所絕對必需的心肺持久力運動的運動強度。

▌以最大氧氣攝取量為基準所進行的運動強度設定

　　最大氧氣攝取量（VO_2max）是人體在運動過程中單位時間內所能攝取的最大氧氣量。如果增加運動強度，氧氣攝取量也會跟著增加。然而一般達到界限後，不論再怎麼增加運動強度，氧氣攝取量也不會再增加的高原現象就會出現，在這個時點達到氧氣攝取量的最高水準，便稱之為最大氧氣攝取量。

　　最大氧氣攝取量是為了使肌肉產生收縮，負責搬運氧分子的氧氣搬運系統能力的生理學性最適限度，包括使肌肉產生收縮，負責搬運氧分子的心肺系統的最大能力，以及氧分子攝取，還有將三磷酸腺苷生成為有氧性的肌肉能力。

　　實際上在測量最大氧氣攝取量時，一般所採用的方法為在跑步機上裝設呼吸氣體分析儀，在固定作用力和漸進式作用力的方式下進行檢測，呼吸氣體採集是以每30秒或1分鐘為間隔，運動時間為10到20分，當中即使增加運動強度，當氧氣攝取量的整體數值達到最高時，便是最大氧氣攝取量。

　　漸進式作用力是一般而言最常使用的方法。在稱之為

Bruce protocol（**註：用於評估心臟功能的診斷測試**）的跑步機上每3分鐘調整提高一次速度與坡度設定，進行跑步測試。這項方法對於年輕人或者是具有活動性體力的人們來說，是非常適合的測試方法。然而對於年長者來說，則必須慎重考慮年長者的速度適合設定在某種程度，跑步過程中維持速度不變僅增加坡度變化，將原有的Bruce protocol設定值略做調整後所使用測檢測方法，較為安全適當。

　　然而實際上，有許多測試者在進行漸進式作用力檢測時，由於在尚未達到最大氧氣攝取量時就已經出現筋疲力盡的情況，因此中途放棄的案例很多。只能依據最大運動值，以間接性的方式來計算最大氧氣攝取量。

▌利用最大運動值來計算最大氧氣攝取量的方法

　　透過最大運動值強度與心跳數的線性關係，在實際運動時不需要進行到最高水準，也可以計算出最大氧氣攝取量。針對最大值階段的心跳數與氧氣攝取量檢測兩個以上的數值，利用比例關係計算出來。

計算案例如下：

兩個時間點的氧氣攝取量：

VO_2（1）11.0ml/kg/min, VO_2（2）26.8ml/kg/min

兩個時間點的心跳數：

HR（1）115beats/min, HR（2）148beats/min

年齡：20歲

最大心率：220（常數）－20（年齡）＝200beats/min

斜率：（26.8－11.0）/（148－115）＝0.48

最大氧氣攝取量：

26.8＋〔0.48×（200－148）〕＝51.8ml/min

經由公式計算，此人的最大氧氣攝取量為51.8ml/min。

一旦計算出最大氧氣攝取量，便可利用該數值來設定自身運動強度。也就是如果最大氧氣攝取量是50的話，運動強度設定在60％，當氧氣攝取量達到每分鐘30毫升的時候，維持此時的運動速度即可。

▌利用跑步機計算出最大氧氣攝取量

最大氧氣攝取量＝15.1＋〔21.8×速度（kmph）〕－〔0.327×心跳數（bpm）〕－0.263（速度×年齡）＋0.00504（心跳數×年齡）＋（5.98×性別）（0＝女性；1＝男性）

- 以可以達到與年齡相符的最大心率50％至70％水準的心跳數的運動負荷，將跑步機設定為傾斜度0％，走路速度2至4.5mph。
- 在4分鐘的走路運動後，將傾斜度提高為5％，再進行4分鐘運動。
- 在最後的1分鐘當中檢測心跳數數值。
- 以下，以作者的條件數值來進行試算（採用最大心率60％水準）：
- 最大心率計算公式：$207-（0.7×年齡）=163/min$
- 採用最大心率的60％：$163×0.6=98/bpm$
- 最大心率達到98/bpm的跑步機速度約為6km/h
- 進行8分鐘的走路，在最後1分鐘當中測量平均心跳數數值：131bpm
- 因此計算出來作者的最大氧氣攝取量為42.01ml/min/kg

$$15.1+（21.8×6.0）-（0.327×131）-0.263（6×77）+0.0054（131×77）+（5.98×1）=42.01ml/min/kg$$

▌以最大心率為基準所進行的運動強度設定

有氧運動的強度由低到高分階段進行時，心跳數也成正比增加。此時氧氣攝取量與心跳數幾乎是成直線比例關係，也就是說，最大氧氣攝取量的40％至50％的運動強度時（心跳數為

110到120），一次心跳脈搏輸出量會出現最大值。當超越以上的運動強度時，即使再如何增加運動強度，心跳脈搏輸出量已經達到最大值狀態，此時氧氣攝取量與運動強度成比例增加，氧氣攝取量的增加造成心跳數也成比例增加。

最大心率與最大氧氣攝取量的關係

%最大心率	%最大氧氣攝取量
35%	30%
60%	50%
80%	75%
90%	84%
100%	100%

最大心率會隨著體力的強弱與年齡而異。一般而言，剛出生的新生兒的心跳數平均最高可達每分鐘220次，以此為基準，隨著年齡增加，每年心跳數會減少1次，即使時間與日期不同，檢測結果也會出現相似的數據，因此是具有高信賴度的測試指標。利用這種原理，隨著年齡，最大心率可以被計算出來，也就是未滿10歲的兒童，年齡與最大心率的關係十分微弱。然而屆滿10歲到15歲以後，每年便會出現減少1次心跳數的規律性。因此從前面所說的220減去檢測者的年齡，就可以得到最大心率的數值。

在運動時，實際上打算進行的運動強度的心跳數被指定為目標心跳數（target heart rate, THR）。目標心跳數以％THR作為標示。實際上按照最大氧氣攝取量在設定運動強度時，方法有其難度，因此依據最大心率決定目標心跳數，便可設定運動強度。

　　例如以65歲男性為例，最大心率為220－65＝155，目標心跳數設定80％的話，155×0.8＝124，也就是將運動強度設定為心跳數到124為止即可。心跳數與氧氣攝取量則以非常密切的關聯性產生變動。

　　另一方面，奧克蘭大學醫學和健康科學院提出最大心率計算公式，針對原有的計算公式做出修正，既有的公式〔220－年齡〕修改為〔HRmax＝207－0.7×年齡〕，同時也提出不同的主張。因此實際在應用公式時，也必須參考其他資訊，進行綜合的判斷。

▌利用代謝當量為基準所進行的運動強度設定

　　代謝當量（Metabolic Equivalents, METs）是指運動時的代謝率與安靜時的代謝率的比值，很多有氧訓練器械都會用它來顯示運動強度，估算熱量消耗。也就是說，利用氧氣消耗量為基準，在日常生活當中可以輕鬆決定運動強度的方法。健身中心有許多有氧運動機械上都可以看到標示著MET。MET正是代謝當量的單位，各種運動的氧氣消耗量則是以代謝當量的倍數出現的數值。

身體活動依據代謝當量（METs）來區分運動強度

低強度運動 （3METs 以下）	中強度運動 （3~6METs）	高強度運動 （6METs 以上）
慢步走路	活躍的走路步伐	快步走上坡路段
騎乘固定式腳踏車	輕鬆的騎乘腳踏車	快速騎乘腳踏車
進行簡單的游泳	進行中強度游泳	快速游泳
伸展運動、瑜伽	打網球、打羽毛球	有氧舞蹈運動
打高爾夫球 （坐高爾夫球車移動）	親自提著高爾夫球袋打球	-
打保齡球	-	-
坐著釣魚	站著釣魚	進行溪釣
坐船	划獨木舟	快速划行獨木舟
做家務事（用吸塵器打掃）	做家務事（一般家務）	搬運家中家具

　　將沒有進行身體活動的安定時氧氣消耗量（3.5ml/kg/min）設為1MET，便可以決定各種身體活動的強度，如果是4MET的活動就是指相較費力4倍的意思。不過這種方法是以身體體重每1公斤的氧氣消耗量為基準所進行的計算。因此對於體力衰弱的年長者而言，在套用公式時必須加以留意。

▍利用運動自覺量表為基準所進行的運動強度設定

　　運動自覺量表（rating of perceived exertion, RPE）是由進行運動的人自行做出判斷，決定運動強度的方法。相較於利

用心跳數和METs來決定運動強度等方法，雖然正確性較為薄弱，但優點是可在運動現場中進行簡單容易的判斷。

一般而言，主要使用運動自覺量表法。圖表上分為由6到20單位別，這個數值是以健康成人的平均心跳數除以10所得來。也就是單位9代表心跳數為90；單位20代表心跳數200。

之前雖然主要使用0到20單位或6到20單位的圖表，但最近經常使用的則是1到10單位的圖表。10單位測量表用來檢測呼吸困難、頭痛等症狀時，會特別有幫助。

自發性的運動強度圖表

15 階段強度測量		10 階段強度測量	
階段	強度	階段	強度
6		0	無
7	非常非常輕微	0.5	非常非常輕微
8		1	有些輕微
9	有些輕微	2	輕微
10		3	強度適中
11	強度適中	4	略微增強
12		5	強度
13	略微增強	6	
14		7	非常強度
15	強度	8	
16		9	
17	非常強度	10	極高強度
18			
19	極高強度		
20		-	最高強度

肌力運動的強度設定

　　為了進行肌力運動，主要使用具有代表性的檢測方法1RM。決定1RM的方法為一次可以提起最大的重量。1RM的測量方法分為直接測量法與間接測量法兩種。直接測量法由於需要耗費許多時間，也沒有相當的基礎，因此要獲得正確的檢測結果有其難度，直接測量法也容易造成肌肉損傷，因此對於年長者而言，本書不建議採用此檢測方法，而是建議採用1RM的間接檢測法較合適。

　　隨著肌力不同，決定的運動強度也區分為低強度、中強度與高強度。依據〈老年人體力促進運動指南〉（韓國文化體育觀光部，2012）的標準，低強度運動為1RM的40％，中強度運動為1RM的41％至60％，高強度運動為1RM的60％以上。當然這個比例也隨著不同而異。

- 1RM的推定公式為：最大肌力（1RM）＝可以提起的重量＋〔可以提起的重量×0.025×反覆提起次數〕
- 如果以8公斤的啞鈴可以反覆提起10次，則1RM＝8公斤＋〔8公斤×0.025×10〕＝10公斤。

1RM換算表

重量／次數	5 次	6 次	7 次	8 次	9 次	10 次
2 公斤	2.25 公斤	2.30 公斤	2.35 公斤	2.40 公斤	2.45 公斤	2.50 公斤
3 公斤	3.37 公斤	3.45 公斤	3.53 公斤	3.60 公斤	3.67 公斤	3.75 公斤
4 公斤	4.50 公斤	4.60 公斤	4.70 公斤	4.80 公斤	4.90 公斤	5.00 公斤
5 公斤	5.63 公斤	5.75 公斤	5.87 公斤	6.00 公斤	6.12 公斤	6.25 公斤
7 公斤	7.9 公斤	8.1 公斤	8.2 公斤	8.4 公斤	8.6 公斤	8.8 公斤
8 公斤	9.0 公斤	9.2 公斤	9.4 公斤	9.6 公斤	9.8 公斤	10.0 公斤
10 公斤	11.2 公斤	11.5 公斤	11.7 公斤	12.0 公斤	12.2 公斤	12.5 公斤
15 公斤	16.9 公斤	17.3 公斤	17.6 公斤	18.0 公斤	18.3 公斤	18.7 公斤
20 公斤	22.5 公斤	23.0 公斤	23.5 公斤	24.0 公斤	24.5 公斤	25.0 公斤
25 公斤	28.1 公斤	28.7 公斤	29.4 公斤	30.0 公斤	30.6 公斤	31.2 公斤
30 公斤	33.7 公斤	34.5 公斤	35.2 公斤	36.0 公斤	36.7 公斤	37.5 公斤
35 公斤	39.4 公斤	40.2 公斤	41.0 公斤	41.9 公斤	42.8 公斤	43.7 公斤
40 公斤	45.0 公斤	46.0 公斤	47.0 公斤	48.0 公斤	49.0 公斤	50.0 公斤
45 公斤	50.6 公斤	51.7 公斤	52.9 公斤	54.0 公斤	55.1 公斤	56.2 公斤
50 公斤	56.2 公斤	57.5 公斤	58.7 公斤	60.0 公斤	61.2 公斤	62.5 公斤

各種運動強度比較表

區分	心肺持久力運動		肌力運動	
	相對性強度		相對性強度	
強度	Vo$_2$max	THR（%）	RPE	1RM
非常輕微	<20	<35	<10	<30
輕度	20-39	35-54	10-11	30-49
有點吃力	40-59	55-69	12-13	50-69
吃力	60-84	70-89	14-16	70-84
非常吃力	>85	>90	17-19	>85
極度吃力	100	100	20	100

　　前面已經針對運動強度的設定方式進行說明，可用最大氧氣攝取量為基準，或是最大心率、代謝當量、肌力等作為基準用來設定運動強度。針對以上各個方法進行比較，隨著心肺持久力與肌力運動的相對性強度來決定適合自身的運動強度。

運動時間與運動期間的設定

　　所謂的運動時間是指在既定的運動強度下，可以持續運動多久的數量要素。在一連串的運動進行時所需要的時間，雖然原則上以秒或以分鐘為單位標示，然而隨著運動型態而異，也

有以組（Set）或是部分（Session）來表示。

看了最近非常流行的家庭健身節目，節目當中經常可以聽到類似的用語：「相同的動作反覆進行3組」、「將幾個動作過程做連結，做4個部分」。

運動時間的決定隨著運動強度、運動項目、運動頻率與年齡等條件而異。不過，首先要確定可以獲得運動效果的運動時間，運動強度也必須併入考量，也就是運動的強度越高，運動的時間便會減少。

此外是否罹患慢性疾病或是生病，也是決定運動時間長短的因素之一。例如高血壓患者應該避免早晨一早起來就運動；糖尿病患者的運動時間以用餐後運動較佳；曾經罹患腦中風的患者則建議在午餐時間運動較合適。

一般而言，由於必須先確認能對身體產生刺激的最短運動時間，隨著運動強度而異，包含準備運動與整理運動時，運動時間約為20到40分鐘，或是30到60分鐘比較適當。運動時總能量消耗量應達到一天能量消耗量的10％。

所謂的運動期間是指先確定擬定的運動計畫必須進行多長期間才可以產生運動效果，才能決定運動期間的長度。為了增加運動效果，必須適時的檢討運動計畫調整的時機，按照已經擬定好的運動計畫實施時間，也就是改變運動計劃以前一直進行的運動時間，或者是達到透過特定運動計畫也無法讓體力再向上提升的停滯期為止的運動時間。因此隨著運動目標與目的

而異，運動期間的長短也會不同。

此外，在肌力運動方面，要達到肌力增加的停滯期，運動期間約為10到12週；有氧運動則必須持續進行12到16週才能出現效果；提升柔軟度的伸展運動則必須進行8到10週的持續性運動，才能看到身體變化。根據韓國運動療法相關的285篇研究結果所做的綜合分析結論，一般而言，維持12週的規律性運動較有效率。

一般人的運動期間如同前面所說，按照肌力、有氧運動、柔軟度等體力因素而言，需要的最少時間必須能反映在擬定的運動計畫上。當運動期間完成，必須檢討運動成果，再適當的調整運動計畫。運動結果必須要能提升體力與人體機能，才稱得上是有效率的運動。

運動頻率的設定

　　所謂的運動頻率是指包含運動項目、運動強度、運動時間等所構成的運動計畫，在一週內實施的天數而言。

　　設定運動頻率時，必須優先考慮個人條件或狀況，再隨著運動效果與運動後出現的疲勞狀態來決定運動頻率的高低。

　　每週只進行1次的運動效果過於微弱，運動時會產生肌肉疼痛與疲勞感，對於運動的適應力也會降低。一旦適應力降低，在運動時受傷的危險性就會增加。因此採用較高水準的運動頻率，對於運動適應會有較佳效果。每週進行2次運動，疲勞與肌肉疼痛也會逐漸減少，雖然從感覺上可以感受到運動效果，然而想要達到運動目的，運動次數仍然稍嫌不足。每週3次的運動頻率能讓運動時的疲勞與肌肉疼痛逐漸消失，運動效果也能夠出現預期的水準。雖然運動頻率越高，運動效果也就越大，然而隨之而來疲勞累積與不良影響等都有可能發生，因此在決定運動頻率時，要能充分考量運動強度、疲勞狀態，還有體力與年齡等條件。

　　如果不是平時有經常運動習慣的人們，可以每天反覆進行簡單的步行和伸展運動。除此之外，強度較高的運動，可以每週3到5次。

運動類型的設定

運動效果隨著運動的類型而不同。只進行有氧運動，無法期待肌力強化；只進行阻力運動，心肺機能則很難提升。

決定運動類型前，必須先定義出運動目的才行，例如假設運動的目的是在於強化呼吸循環系統或是預防心臟疾病，就必須搭配進行高強度的有氧運動；如果目的是減重就適合搭配長時間簡單的運動，或是強化肌力的重量訓練。

當然，要決定進行何種運動並非容易的事，須將每個人的個性、經驗、環境、興趣、設施等一併考慮，特別是健康和經濟能力、興趣等，必須先獲得滿足，運動才能長久持續下去。

▌健康

尤其是年長者，由於生理機能出現退化，因此在選擇運動類型時，必須先確認自身的健康狀態。有任何疑慮，應該要先找醫師諮詢，再決定如何運動，以免反而導致危險意外發生。

▌經濟能力

經濟能力也是考量的條件之一。如果選擇的運動是必須使用昂貴的器材，或是必須在運動中心支付高價接受個人教練的指導才能進行，勢必造成金錢上的負擔，一旦選擇超出經濟能力範圍外的運動類型，對於持續運動也會遭遇困難。

▍興趣和喜好

選擇運動類型時，除了健康狀態、個人時間、經濟能力以外，喜好也是非常重要的因素之一。

有非常多人開始運動，持續沒多久就中途放棄的原因，大都是因為運動跟自己的興趣不符。因此要找出適合自身的興趣和喜好的運動類型，這樣在進行時才能感受到樂趣與滿足，進而才能夠維持持續的運動，維持和改善健康。

有關年長者的運動類型與特性

種類	心肺持久力	肌力	柔軟度	平衡感
推球	★			
高爾夫球	★			
水上有氧體操	★★★		★	
健走	★★★			
體操	★		★★	
瑜伽	★		★	★
游泳（短時間）		★★		
游泳（長時間）	★★			
社交舞	★			★
重力訓練		★★★		
爬樓梯	★★★	★★		★

註：★越多，代表該項運動所具備的特性越強。

06
防止老化的運動法

到目前為止，運動的必要性或者是必須事前確認的事項都已經說得很清楚。現在要開始進入應用階段。為了防止老化，獲得必需的能量供給，必須強化心肺機能與發揮能量的肌肉機能。為了滿足此一條件，運動計畫的構成需要均衡地安排有氧運動與阻力運動的比重。

下一步則是考慮個人的特性決定運動量與運動週期和頻率，之後試著擬定適合自身的運動計畫。運動時，準備運動、主要運動與緩和運動一起進行，才能降低加諸在肌肉上的疲勞感，隨著運動，也需要適時地進行身體各部位的舒緩。

有氧運動與無氧運動

依照運動時所需要的能量三磷酸腺苷（ATP）的供給方式，可區分為有氧運動與無氧運動。這兩種運動雖然都能在同一時間供應身體能量，然而隨著運動強度與持續時間而異，對於能量供給的程度也會出現差異。

有氧運動是能供應身體內最大量的氧氣，以及提升心臟與肺部機能的運動，主要與心肺持久力有關。有氧運動對於降低脂肪、解決肥胖問題具有相當的效果。運動的方法包含慢跑、跑步、游泳、騎自行車、有氧健身操等。無氧運動是指在運動時，體內的氧氣供給無法充分達成，或是在體內氧氣不足的狀態下所進行的運動方式。呼吸急促、難以持續進行運動的短時間運動，就是無氧運動的最佳寫照。短距離的跑步、推舉和舉重訓練等，都是代表。特別是舉重練習，是為了鍛鍊肌力所進行的運動，對於肌肉施加負荷或是抵抗力，所以也稱之為阻力運動，是屬於代表性的無氧運動。

我們一般提到的有氧運動或是無氧運動是簡單的分類法。實際上，所有種類的運動所需要的能量，都是從無氧性以及有氧性能量開始獲得供給。

人體內的各種器官為了能夠發揮各自的作用，即使在睡眠與休息時，也需要不斷的供給與使用能量，為了處理人體內代

謝過程所產生的廢棄物，因此需要氧氣的供給。

　　以下簡單進行摘要。在維持正常的身體機能與體內穩定性，以及維持自律神經系統的活動，所必需的最少能量稱之為基礎代謝率（60%至75%），加上飲食消化能量（約10%），還有活動性能量消耗量（30%至35%）、適應環境的適應代謝量，加上這些能量的總和稱為總能量消耗量。其中在安定狀態與日常生活當中，為了提供體內所需要的氧分子到各個細胞，此時的所有氧性過程可以滿足的必需能量，正是有氧性活動。

　　然而要是在一瞬間進行超越正常範圍的動作時，正常狀態的代謝過程產生的能量不足以即時補充，這時儲存在肌肉裡的三磷酸腺苷，或是肌肉細胞裡所儲存的磷酸肌酸便會直接產生能量供給。由於肌肉僅保有數量相當受限的能量，供應必要時使用，因此一旦時間超過30秒，血糖或是肌肉細胞裡所儲存的醣原在沒有氧分子的情況下，便會轉換為乳酸，產生新的三磷酸腺苷來供應肌肉的需求。這個過程，我們稱之為無氧性活動或是無氧運動，也可稱之為阻力運動。

運動持續時間與系統變化

隨著運動時間而異，三磷酸腺苷（ATP）的供給比率		
運動持續時間	無氧系統（％）	有氧系統（％）
10 秒	90%	10%
30 秒	80%	20%
60 秒	70%	30%
2 分鐘	60%	40%
4 分鐘	35%	60%
10 分鐘	10%	85%
30 分鐘	5%	95%
60 分鐘	2%	98%
120 分鐘	1%	99%

資料來源：Power & Howley（1990）

　　上文提到的醣原轉換為乳酸，一旦乳酸在肌肉與血液當中累積過多，會造成體內滲透壓提高，導致肌肉細胞膨脹壓迫到神經，所以人體會開始感到疲勞與痠痛，由於肌肉痠痛造成嚴重的肌肉疲勞，因此在運動進行期間，使用能量的方法是從無氧性過程轉換為使用氧氣的有氧性過程。了解運動過程中，為了生產運動時所需要的三磷酸腺苷，所進行的過程是無氧性或是有氧性的運動代謝過程是十分重要的部分。

　　實際上隨著運動時間持續，三磷酸腺苷的供應比率會有所調節，持續運動時間越短，主要是依賴無氧性系統；如果運動可以長時間持續，代表使用有氧性系統的比率增加。根據研究結果指出，大約在運動開始的75秒之後就會達到有氧性與無氧性能量的均衡狀態。

運動計畫的各種原理

　　在擬定運動計畫時，除了考慮個人特性的個別性原理，還有應當包含可以給予更強力刺激的超負荷原理，以及為了逐步改善身體機能的目的，運動強度也逐漸增加負荷的漸進式原理。雖然說理論性的運動原理與運動效果也是必須考慮的項目，但是以上所說的原理，對於實際擬定運動計畫，能有相當的幫助。

個別性原理

　　唯有經過考慮每個人的特性，才能就個別不同的體力與機能，找出適合的運動負荷程度，獲得有效率的運動成果。在決定運動類型、運動強度、運動時間與運動方法時，必須將個人

的性別、年齡、發育階段、體型、體力、水準、條件與健康狀態、熟練度、心理特徵等一併納入考量。

個人的特性方面，可以從運動習慣調查或是定期接受健康檢查得知，應依據客觀的評估資料來調整運動計畫。綜合以上，才能達到預期的運動效果。特別是女性，由於器官的特殊性，就解剖學提出的人體構造差異，運動時必須更加小心。

超負荷原理

超負荷是指相較於日常生活中所受到的刺激程度，還要承受更強烈刺激的意思。由於適用在運動計畫原理，因此人體的心血管系統或是骨骼系統如果要能獲得運動的效果，相較於個人平時所熟悉的運動強度，必須給予更強烈的負荷刺激。

本原理主要在於運動的結果會幫助人體器官獲得具有效率的機能，漸進使體內各組織的作業量增加。這在生理學上有實際的根據。

一般而言，超負荷的構成要素包含運動強度、運動時間、運動頻率等超負荷水準，要達到何種程度才算適當，必須依照個人水準決定才行。為了避免過度運動而造成不良反應或是慢性疲勞，必須隨時進行運動計畫的修正。

漸進式原理

漸進式增加負荷是指運動進行期間，採用漸進式的方法逐漸增加運動的質量。這項原理的生理學根據是依據人體所有器官的發展、系統變化、機能改善等，是隨著運動的進行逐漸達成改變的事實。

如果要透過運動為身體帶來明顯的變化，至少要長達幾個月或是幾年的時間才行。特別是神經系統的機能改善，需要花費更久的時間。因此如果要獲得運動效果，就得遵守漸進式負荷的基本原理。

運動負荷的漸進式增加是以運動週期為基準，採用階梯式的結構。也就是在特定期間內，運動的強度與運動時間都維持相同水準；到了下一個週期，以增加運動負荷的方式，逐漸提高運動強度。然而有時候為了要維持組織或器官產生的變化，以及消除疲勞，必須在適當的期間定期的減少運動負荷。

特殊性原理

運動效果依據超負荷原理，承受運動負荷的身體系統或是部分器官或組織，出現受限的意思。具體而言，特定肌肉群如果要獲得機能改善，必須藉由各個相對應的能量系統和相對應的肌肉群之間有密切關聯性的運動才能達成。

舉例說明，如果進行慢跑，手臂不會被鍛鍊到；像是使用慢肌纖維慢慢地進行長距離的跑步運動計畫，對於相同肌肉群的快肌纖維只會產生非常微小的影響。

　　運動上的這種特殊性是指在組織或是系統方面伴隨生理變化終於可以期待運動效果的出現。關於運動所出現的生理性現象，全部的知識都必須能應用才行。

　　這裡也可以當作是進行運動時肌肉適應情形的意思。對於要求持久力的運動而言，一旦肌肉被動用到，初期促進有氧能量生產能力增加的微血管，或是粒線體數量增加；另一方面，肌肉如果是被用在高強度的阻力運動，初期適應是負責肌肉收縮的蛋白質數量增加，粒線體與微血管密度減少。

訓練方法

　　為了促使肌肉發達或心肺機能提升的運動，必須選擇適合自己身體與運動目標相符的訓練方法。然而訓練的種類也非常多樣化，舉例來說，有中途不間斷持續進行運動的方法，也有週期性的調整運動強度以提升基礎體力的訓練方法等。訓練方法必須考量每個人自身的運動目標與個人特性，才能找出適合的訓練模式。

連續性訓練

連續性訓練是為了達到最大氧氣攝取量、持久力以及提升體力所進行的運動訓練。運動開始以後中間不間斷,持續性的進行運動。例如走路、慢跑、游泳,以及騎自行車等中強度的運動,都適合採用連續性訓練模式。

採取連續性訓練模式時,達到最高氧氣攝取量75％的運動強度,運動效果會最佳。舉例說明,跑步時,一般剛開始的三分之一區間使用較為緩慢的速度,之後的三分之一區間則開始提高速度,以幾乎接近速度最大值進行,剩下的三分之一區間以中等速度進行。這樣的訓練構成最佳。

間歇式訓練

利用反覆進行瞬間性全速快跑的訓練方法,是在進行高強度的運動時,中間進行不規則性的休息。在快速地施予運動負荷後進行休息,在疲勞消除之前,再度給予運動負荷的訓練。如同運動強度越高,肌力增加的效果也越為顯著。

雖然對於提升基礎體力有所助益,然而對於年長者而言,採用本訓練方法或許過於勉強。

反覆式訓練

　　反覆進行高強度運動以達到最大強度所實施的訓練方法。與運動當中進行不安定的休息的間歇式訓練不同，反覆式訓練是讓運動者在充分休息之後再重新進行運動。休息的程度必須要能讓身體狀態與運動能力能回復到剛開始運動的條件，才可以重新運動。重新運動時，使用最高指數的運動強度進行。

循環式訓練

　　循環式訓練是以綜合的體力訓練方式，達到心血管及肌肉呼吸等系統發達的目的，是一種在鍛鍊體力過程中，更強化時間要素的訓練方式。在重量運動的情況下，是將各種體力負荷方式的運動組合成一套，然後再反覆進行。

　　循環式訓練是由幾名運動者在運動組合當中各自開始進行不同的運動，然後再按照順序轉換下一個運動。因此相同的運動組合，可以數名運動者同時運動。

重量式訓練

　　重量式訓練是指以運動者的體重為基準，身體承受啞鈴或槓鈴等運動器材的重量，以達到促進肌肉發達、提升肌力的目

的。適用於重量式訓練的運動必須使用大量肌力,其中進行的大多數運動項目,是以強化肌力與肌肉持久力為目的。

最近出現許多運動計畫是為了減重瘦身而進行的有氧運動。一般人為了維持健康、增進體力,使用重量式訓練的情形也非常多。在復健方面,重量訓練的使用度也非常高,也很常用在減重上。由於重量式訓練可以增加肌肉量、促進基礎代謝率,運動時還能增加全身總能量的消耗量,因此對於降低體重的有效性更是受人矚目。

阻力運動模式:週期化與非週期化

阻力運動的型態大體上可以區分為週期化模式與非週期化模式,其中週期化模式又區分為線性模式與非線性模式。依照週期化模式時,普通是根據一般性適應症候群決定運動週期。這個概念是說,身體在承受阻力運動的壓力時,會經歷衝擊、適應、最高峰3個階段,因此為了增加肌力,必須經歷長時間的運動並適時調整運動方法。

週期化模式的典型類型為將訓練計畫在特定期間內分區段進行。其中總體週期時間最長約為1年,其中再分為3到4個月的中週期,在中週期當中再分為1到4週的小週期進行運動。線

性模式一開始是以低強度高運動量進行，當運動一段時間，為了達到肌力最大值，便增加運動強度、減少運動量。相較於線性模式，非線性模式是以7到10天為週期，為了鍛鍊神經肌肉組織，運動的強度與運動量也各有不同。一般而言，相較於線性模式，非線性模式可為人體帶來更高的肌力增加成果。

非線性模式的普遍性運動方式為：星期一進行4組12至15RM運動，星期三進行4組8到12RM的運動，星期五進行3到4組4到6RM的運動方式。在運動16週以後，休息約2到3週。

運動時是否繼續以相同強度運動，還是改用其他方法或變更訓練週期等，因人而異。然而其中有其共同點。事實上同時進行高強度與低強度運動的複合式運動，對於全體性的身體機能改善與強化健康更具有效率。

為了老年的運動課程

在進行主要運動前必須先進行準備運動，主要運動結束後，必須進行緩和運動來結束整套運動，這是運動計畫的基本結構。看起來雖然不是很重要，然而準備運動與緩和運動可以幫身體適應因主要運動對體內產生的變化。因此在任何一套運動當中，事前的暖身運動也就是準備運動，與事後的結束運動

也就是緩和運動，是絕對不可輕忽省略的。主要運動是隨著運動者的身體力量與運動目的而異，因此每個人的主要運動內容都各自不同。

準備運動

第一，被送往運動訓練時使用到的骨骼肌的血液量增加，與提高心臟脈搏輸出量；第二，提高肌肉溫度，促使肌肉酵素活動增加；第三，提供身體進行伸展運動的機會。因此進行適當的準備運動，也就是幫助身體各部位的肌肉可以充分收縮與伸展的事前運動，目的在於以降低運動時肌肉所遭受的傷害，並且提升身體運動的能力。一般而言，準備運動的時間長短，視運動種類與環境條件而異，約進行5到20分鐘較為適當。

整理運動

整理運動是為了將運動時被送往骨骼肌的血液再次送回中央循環系統會合所進行的運動。跟準備運動相似，整理運動的進行時間隨著運動型態、個人、年齡、健康水準以及環境條件而異。整理運動約進行10到20分鐘較為適當。

主要運動

　　主要運動是以心肺持久力運動、柔軟度運動、體適能運動、阻力運動等為主要運動項目。整體上決定好運動類型以後，從低強度運動開始逐漸提高強度，剛開始從簡短的時間開始進行，逐漸延長為30分鐘，增加到1個小時為止。運動頻率也如同前面所說，一開始每週進行1到2次，先觀察身體出現的變化，之後再逐漸增加運動次數到每週3到4次，觀察身體是否有受傷的危險，或是否出現劇烈的身體變化可能會造成副作用。可能的話，可以尋找健身教練、運動訓練助教或是一起運動的夥伴，之後再一起開始運動為佳。

以體力階段別建議運動項目

- **柔軟度運動：**
  每週進行2到3次，時間10分鐘。
- **有氧運動：**
  —1階段：2.0METs，每週3到5次，時間為30分鐘以上。
  —2階段：2.0至3.9METs，每週3到5次，時間30分鐘以上。
  —3階段：4.0至5.9METs，每週3到4次，時間30分鐘以上。
  —4階段：6.0至8.4METs，每週3到4次，時間20分鐘以上。
  —5階段：10.0METs，每週3到4次，時間為20分鐘以上。

- **肌力、肌肉持久力、瞬間爆發力、敏捷性運動：**
  - —1階段：運動種類8至10項，40％1RM，反覆進行15至20次，每週進行3次運動1組，每次運動時間20分鐘以內。
  - —2階段：運動種類8至41項，60％1RM，反覆進行15至20次，每週進行3次運動1組，每次運動時間20分鐘以內。
  - —3階段：運動種類8至10項，60％1RM，反覆進行8至12次，每週進行3次運動2至3組，每次時間40至60分鐘。
  - —4階段：運動種類8至10項，80％1RM，反覆進行1至8次，每週進行1次運動4組。
  - —5階段：運動種類八至十項，80％1RM，反覆進行1至8次，每週進行1次運動4組。

- **階段別卡路里消耗量：**
  - —1階段：500至800大卡／週。
  - —2階段：801至1000大卡／週。
  - —3階段：1001至1500大卡／週。
  - —4階段：1500至1800大卡／週。
  - —5階段：2000大卡／週以上。

給年長者的阻力運動計畫範例

　　以下為威斯康辛大學運動科學教授史蒂芬・普拉克伊共同著作出版的書籍《抗阻力訓練計畫》其中部分內容。

▍在家中進行的初學者計畫

- 運動種類：前平舉，牆壁俯臥撐，單腳站立，抬腳跟，手臂彎曲，側彎腰，站立曲膝往後抬舉，單手肩推舉，深蹲，俯身划船，雙手側舉。
- 上半身運動時，使用較輕的道具（1至2公斤啞鈴）。
- 8到10次反覆動作進行1到3套。
- 專注於整體動作範圍與平衡感。
- 每套運動之間進行1到2分鐘休息時間。
- 本運動計畫使用較輕的重量負荷，主要目的為恢復基本動作能力與動作範圍。

▍在重量訓練場的初學者計畫

- 運動種類：大腿推蹬，膝蓋伸展，曲膝向後抬舉，小腿上提，臥推，坐姿划船，站立划船，手臂彎舉
- 對於體積較大的肌肉群，由小的肌肉部位依順序運動。
- 使用的抗阻力為1RM的80％左右。
- 剛開始進行1組運動，經由12週運動期間逐漸增加為3組。

- 每套運動之間休息2到3分鐘。如果恢復速度較慢,休息到狀態恢復為止。

▌為了長期運動的週期化計畫

- 運動種類:大腿推蹬,深蹲(leg squat),膝蓋伸展,膝蓋向後抬舉,小腿上提,臥推,坐姿划船,站立划船,手臂彎舉。
- 每週一三五進行3次,以12週為一個運動週期。
- 在第一個12週以後,進行為期兩週的活動型休息期間。
- 休息之後,視個人的目標與需求,改變運動計畫與反覆運動週期。
- 對於體積較大的肌肉群,由小的肌肉部位依順序運動。
- 決定運動強度:星期一8到10RM,星期三3到5RM,星期五12到15RM。
- 剛開始進行1組運動,經由12週後逐漸增加為3組運動。
- 決定休息時間:星期一2到3分鐘,星期三3到4分鐘,星期五1到2分鐘。

運動日誌範例

下頁是作者製作並使用的運動日誌。以週為單位,將每天運動的肌肉變化,進行何種運動,強度高低,進行多久時間,

還有運動時力量大小的變化，全部記載在運動日誌上，對於擬定運動計畫可以有所幫助。

運動日誌
____年__月__日～____年__月__日

星期	部位	種類	時間	進行方式	體重
一	肩膀	肩推舉	分別 20 分鐘 總計 1 小時	依不同強度分別進行 10 組運動	公斤
		啞鈴斜上推舉			
		槓鈴推舉			
	腿部	大腿推蹬	分別 20 分鐘 總計 1 小時	依不同強度分別進行 10 組運動	
		臥式腿部彎曲			
		大腿伸屈			
二	胸部	胸推	分別 20 分鐘 總計 1 小時	依不同強度分別進行 10 組運動	公斤
		臥推			
		伏地挺身		20 次運動 10 組	
	三頭肌	槓鈴臂屈伸	分別 20 分鐘 總計 1 小時	依不同強度分別進行 10 組運動	
		啞鈴頂舉			
		椅子撐體		20 次運動 10 組	
三	背部	引體向上	分別 20 分鐘 總計 1 小時	10 次運動 10 組	公斤
		彎腰拉彈力繩		依不同強度分別進行 10 組運動	
		滑輪下拉			
	二頭肌	胸前彎舉	分別 20 分鐘 總計 1 小時	依不同強度分別進行 10 組運動	
		啞鈴彎舉			
		集中彎舉			
四	（依此類推）				

第 3 部
大幅提升運動效果的相關知識

並不是進行簡單的運動就能保證健康的老年生活。
貫徹均衡的營養供給也是必要條件。
如此一來荷爾蒙分泌也會產生變化，
免疫力也會提高。
對大腦的影響也會出現讓人吃驚的成果。
切記，
並不是上了年紀身體一定不健康，
而是因為疏忽了健康管理的事實。

01

與運動同等重要的
營養攝取

　　進行規律性的運動，身體整體也會出現正面變化，例如體脂肪量減少，肌肉量與骨質密度增加，有氧運動能力與活動體力也會強化。

　　然而如果想要單靠運動獲得完美的結果，仍有不足，必須貫徹執行營養供給，才能相輔相成。營養供給是讓運動效果可以發揮更大程度的必需要素。隨著供給全身的營養素，決定運動效果的成敗。

　　營養供給以燃料為首要，可以提供運動時所需的能量；還有供給原材料，使身體可以產生變化。有時候為了調整體重，必須減少飲食攝取量，或是避免攝取某種特定食物。然而減重

時，所減輕的重量當中75％為脂肪，25％為肌肉量，因此如果
想要透過調整飲食達到減重目的，即使再增加其他運動量，體
重也不會降低。總之減重與營養素均衡十分重要。最重要的是
徹底執行身體營養供給，同時進行有氧運動與阻力運動，才不
會導致肌肉量減少的副作用，也有助於順利達成減重目的。

食品構成自行車圖表

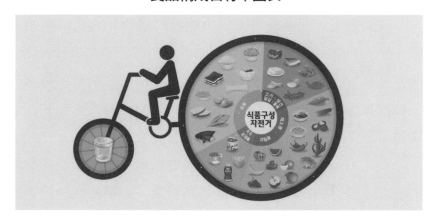

編註：為了更符合台灣人民的需求，建議讀者可參考由國健署所發
　　　　布的「每日飲食指南扇形圖」，進行每日飲食的規畫。

　　首先透過身體組成分析表了解自身身體的特性，之後再針
對每日攝取的飲食了解其中包含的營養素，以及擬定適合身體
所需的營養食譜。

運動與碳水化合物

　　日常生活中所必需的能量一般是由碳水化合物供給。從飲食中攝取的碳水化合物在經過消化之後，被人體組織利用；剩餘部分則儲存在人體內和血液、肝臟與肌肉中。如果有攝取過量的情況，剩餘部分則被送往脂肪組織，累積為體脂肪。

　　前面曾經說明關於身體使用能量的過程，當肌肉開始活動，能量的使用順序第一是使用肌肉含有的三磷酸腺苷。然而能量僅有1大卡。之後使用肌肉所儲存的磷酸肌酸酐，再合成三磷酸腺苷。然而磷酸肌酸酐的使用量也只有4大卡左右。最後被用來作為能量源提供能量的正是碳水化合物。

　　首先，正常成人體內約有5公升的血液，血液裡的葡萄糖約有4.5公克，如果將葡萄糖換算為能量，血糖的能量約為20大卡。

　　第二，肝臟含有高濃度的醣原，肝臟的重量一般為1.8公斤，而佔肝臟重量的5％左右約為90公克的醣原儲存在其中。換算成能量的話，約為360大卡。

　　第三，肌肉是人體當中含醣原最多的，醣原約為肌肉量的1.2％，以身體具有30公斤肌肉量的人來說，擁有的能量是30公斤×1.2％×4＝1,440大卡。

　　合計人體內所存在的碳水化合物總能量為20大卡＋360大

卡＋1,440大卡＝1,820大卡。

　　進行適量運動時，人體內使用肝醣原與肌肉醣原提供所需能量。萬一進行較費力的運動，則會使用更多的肌肉醣原。當進行最大氧氣消耗量的30％到50％水準的運動時，脂質氧化也會成比例增加，當運動水準提高為最大氧氣消耗量的65％時，脂質與碳水化合物被當作能量源的比例接近相似。

　　此時若再提高運動強度達到最大氧氣消耗量的85％以上，被用於運動的能量源中有三分之二是由碳水化合物所產生，剩餘的三分之一是從游離脂肪酸與肌肉裡的中性脂肪酸進行補充。當達到最大氧氣消耗量時，碳水化合物幾乎是唯一的能量來源。

不會被分解的多醣類——膳食纖維

　　膳食纖維是不會被人體內的消化酵素所分解的多醣類碳水化合物。膳食纖維大體上可以分為兩種：水溶性膳食纖維與非水溶性膳食纖維。舉例來說，吃蘋果的時候，果皮含有豐富的纖維素，果肉則含有豐富的可溶於水的果膠。像纖維素這種非水溶性膳食纖維，形成凝膠（gel）的能力較差，如此一來，纖維素不會被腸道內的微生物所分解，而是直接被排出體外，造成人體排泄物增加，促進消化道運作，縮短食物通過消化道的時間。

果膠、樹膠、海藻類的水溶性膳食纖維可以促使增加排出膽汁酸，還有提高主要用來生產膽汁酸的材料——膽固醇的人體使用率。由結果來看，可以降低血中醣原濃度，在腸道內可以與膽汁酸結合，透過小腸壁再次被吸收的膽汁酸減少，還有增進膽汁酸的分泌，預防膽結石等。此外，當食物在胃裡停留的時間越長，越能增加飽足感，因此具有預防肥胖的效果，還能抑制血糖上升，調節胰島素。

　　根據2015年韓國人的營養素攝取標準，膳食纖維每日充分攝取量男性為25公克，女性為20公克。而美國男性為38公克，女性為25公克，相較之下，美國人膳食纖維的攝取量更高。

運動與脂肪

　　脂質可分為兩種：一種是在室溫下保持液體狀態的脂質，稱之為油脂（oil），主要是含在植物裡的脂質；另一種是在室溫下凝結為固體狀態的動物脂質，稱之為脂肪（fat）。

　　脂質在進行持久力運動時與碳水化合物一起擔任主要能量源，是非常重要的角色。此外還可以保護身體形成絕緣體，避免受到外面溫度的影響，並能防止外部衝擊，保護身體。特別是內臟周圍包覆的脂肪，就像一層泡棉一樣，讓身體內臟在遭

受物理性衝擊時，獲得必要的緩衝。

　　此外，脂質也是脂溶性維他命（A、D、E、K）的溶媒，還可以供給人體內無法自行形成的必需脂肪酸的亞麻酸，因此攝取適量的脂質是絕對必要的。

　　脂質的能量效率也非常優越。一般人體內儲存約為碳水化合物50倍左右的脂肪。平均而言，一般成年男性體重約有15％左右為體脂肪，雖然脂質是由碳水化合物、碳素、氫素、氧氣等所構成，其中碳素與氫素較多，氧氣較少，碳水化合物1公克約有4大卡的熱量。與脂質相較，脂質含有超過兩倍以上9大卡的熱量。

　　然而如果脂質要被當作運動能量使用的話，必須經歷十分複雜的過程，因此不但使用上有所局限，運動強度與持續時間的不同，脂質被使用的條件也有所不同。

　　當進行程度為最大氧氣攝取量25％水準的低強度運動時，所需能量當中80％是由脂質提供，大部分來源是血液裡的游離脂肪酸。如果再增加運動強度，進行中強度以上的運動，脂質被使用比率會慢慢減少，脂肪氧化的比例由肌肉的中性脂質開始，提供約50％的能量。

　　脂肪氧化速度變得最高的時點，為進行運動達到最大氧氣攝取量62％到63％的水準。如果將運動強度提高到85％以上，脂肪氧化比率將會降低到25％以下，此時肌肉的醣原會被當作主要能量源使用，因此必須因目標的不同而調整運動強度。

脂質的種類

脂質可以區分為中性脂肪、脂肪酸、磷脂質、類固醇等。我們身體內所存在的脂質大多數為中性脂肪。除此之外，在電視節目或是新聞當中經常可以看到所謂飽和性脂肪酸、不飽和性脂肪酸等用語，這裡所說的脂肪酸也是脂質的種類之一。

▌中性脂肪

食物中所含的脂質以及人體內儲存的脂質約有95％為中性脂肪。一般而言，是儲存在肝臟與肌肉的白色脂肪組織，還有部分以脂蛋白型態存在於血液中。

▌脂肪酸

脂肪酸分為飽和性脂肪酸、不飽和性脂肪酸與反式不飽和性脂肪酸。經常可以聽到不飽和脂肪酸對身體健康有益，飽和式脂肪酸或是反式不飽和脂肪酸則對健康有害。

具有高度固態性質的動物性脂肪也屬於飽和性脂肪酸。具有高度液態性質的植物性脂肪與魚類脂肪則為不飽和性脂肪酸的代表性脂肪。

魚類所富含的Omega-3也是屬於脂肪酸的一種。然而並非一種食物當中僅含有一種脂肪酸，例如牛肉湯中飽和性脂肪酸比率為50％，橄欖油或是芝麻油當中平均約有85％是在較低溫

度下也能維持液態型態的飽和性脂肪酸。

人體中的飽和性脂肪酸的存在比例越高，才能維持體型；然而對細胞膜而言，則含有較高的不飽和性脂肪酸。反式不飽和脂肪酸雖然型態上屬於不飽和性脂肪酸，然而在人體內可以作為飽和性脂肪酸的功能使用，只是一般而言，都稱之為反式不飽和脂肪酸，如在植物性油品當中透過加工方式加入氫分子製造出來的食用油。因此料理時，與其使用像食用油一樣的不飽和性脂肪酸，倒不如使用像豬油等飽和性脂肪酸會更增添飲食的風味。

反式脂肪酸雖然是不飽和性脂肪酸，然而模樣可以轉變為與飽和性脂肪酸相似，在人體內也可以像飽和性脂肪酸一樣作用。結果來看，容易造成血液中的膽固醇指數增加。

美國心臟學會提出建議，從飲食當中攝取的飽和性脂肪酸比例以不超過7％為佳。2003年美國食品藥物管理局嚴禁加工食品當中使用反式脂肪。韓國也針對市售的餅乾零食等，要求在包裝上標示反式脂肪酸含量。像這樣的建議持續被提出，因此大部分的民眾也認知不飽和脂肪酸對身體健康有益；飽和脂肪酸或是反式脂肪酸對身體有害。然而有部分研究也提出，飽和性脂肪酸對身體有害的證據並無法被確切證實，飽和脂肪酸是否對人體有害，目前還有議論的空間。

▌磷脂質

磷脂質是細胞壁脂質的主要成分，在室溫下以液體狀態存在，屬於不飽和性脂肪酸。其功能在於使細胞膜不會變硬並且維持柔軟度，還可以讓水溶性與脂溶性營養素通過細胞壁。

此外，磷脂質同時具有分子內可以與水結合的親水性，以及可以與油質結合的疏水性，可以作為互不融合的水與油脂相互融合的媒介。

人體所攝取的脂質當中，磷脂質的比例相當低。

▌類固醇

類固醇當中大部分的膽固醇在運動時雖然不會作為能量源使用，然而在人體內也扮演許多重要的角色。其中代表性的功能就是作為細胞膜的主要成分，以及合成類固醇系統的荷爾蒙，包含雌激素、睪丸素、妊娠素等。

種子與卵內富含類固醇成分。相較於從飲食當中攝取，有更多的類固醇是由人體所合成。透過飲食攝取與人體合成的膽固醇，在肝臟合成膽汁酸之後，透過腸道排出體外。

由於植物當中無法生成膽固醇，因此植物性食品當中所有的脂質並沒有任何膽固醇的成分。

膽固醇主要是由身體的肝臟製造，與蛋白質結合後形成脂蛋白，隨著水溶性的血液流通全身。按照脂質密度分為極低密度脂蛋白（very low density lipoproteins, VLDL）、高密度脂

蛋白（High-density lipoprotein, HDL）、低密度脂蛋白（low-density lipoprotein, LDL）。一旦血液當中低密度脂蛋白含量過高，便會滲透到血管壁，容易造成心血管疾病。高密度脂蛋白具有清除動脈上所累積的膽固醇。因此人體內高密度脂蛋白越多對身體健康越有幫助，低密度脂蛋白越少對人體健康越好。

運動與蛋白質

　　我們人體扣除體內的水分與礦物質，脂肪與蛋白質約各佔一半。其中人體內約有15％到20％蛋白質。蛋白質的作用有部分是其他營養素所無法取代的。蛋白質不但是肌肉與肝臟的構成要素，也被用來合成酵素、荷爾蒙、抗體等。當碳水化合物與脂質在人體當中所必需的能源無法充分供應時，蛋白質會被作為能量源的供給使用。1公克蛋白質在氧化作用後可以產生4大卡的能量。在身體缺乏醣原時，蛋白質會進行分解釋放能量。一般而言，人體所需的能量當中有4％到5％是由蛋白質提供。不過進行長時間運動時，由於醣原缺乏，蛋白質也會被用來生產約10％到15％的能量。

　　當體內的蛋白質達到均衡時，剩餘的蛋白質扣除氮分子轉換為碳水化合物或脂肪儲存在人體。肝臟所剩餘的氮氣生成阿

摩尼亞，阿摩尼亞轉變成尿素隨著血液移動，透過腎臟，以尿液的型態排出體外。

蛋白質在人體內各個部位進行新陳代謝的速度，各自不同。例如肝臟的蛋白質在2到3週內會進行二分之一的交替；肌肉蛋白質約以4個月為週期完成新陳代謝。因此人們必須持續攝取蛋白質，才能供應身體所需。

認識胺基酸

胺基酸可分為必需胺基酸與非必需胺基酸。必需胺基酸無法由人體自行合成，即使合成，生成的數量也根本不足以達到生理機能所需，因此必須透過飲食每日進行供應。另一方面，非必需胺基酸可以在人體內自行生成，因此無須透過飲食來補充。當特定蛋白質在合成時，只要缺乏其中一項胺基酸，蛋白質的合成就會被中斷，因此可以看出從均勻飲食當中攝取各種胺基酸的重要性。這種中斷蛋白質合成的胺基酸被稱為抑制胺基酸。

在這裡也出現動物性蛋白質與植物性蛋白質的差異點。優質的動物性蛋白質具備各種胺基酸成分，可以供應人體所需；而植物性蛋白質則會缺乏一種到多種的胺基酸成分，例如白米的蛋白質裡缺乏賴胺酸，豆類蛋白質則缺乏甲硫胺基酸。

因此，如果要讓人體所需的蛋白質完全發揮功能，必須每

日供給充分的蛋白質，讓人體內蛋白質的品質與數量可以維持在一定水準。

依據2015年韓國人營養素攝取基準，每日供應能量的蛋白質適當比率為7％到20％，建議攝取量為55到65公克，也就是每1公斤體重約需攝取0.91公克。此外，總蛋白質攝取量中約有三分之一以上建議由動物性蛋白質攝取，從構成蛋白質的胺基酸種類與數量來決定食品蛋白質的品質，這是由於動物性蛋白質與植物性蛋白質所含的胺基酸組成有差異。如同前面所說，大多數植物性蛋白質具有抑制胺基酸的成分，因此植物性蛋白質屬於不完全蛋白質。而大多數的動物性蛋白質屬於完全蛋白質，必須充分攝取，這是由於動物性蛋白質富含生物體發育與維持健康所必需的必需胺基酸種類。

因此如果想要靠植物性蛋白質來維持營養狀態，必須攝取不同種類的植物性蛋白質才能補充缺乏的胺基酸，例如白米蛋白質所缺乏的賴胺酸，可以透過含量豐富的豆類來補充，或是多吃豆類所做成的大醬湯；大豆所缺乏的甲硫胺基酸，可以透過食用芝麻來補充。

運動與維他命

　　維他命在人體內雖然只有少量的存在，卻是細胞進行正常的代謝活動所不可或缺的營養素。大部分的維他命無法由人體自行合成，必須透過適量的飲食補充，才能維持人體健康以及運動的能力。維他命攝取不足時，會出現運動能力低落，然而過量攝取並不會提升運動能力。特別是水溶性維他命攝取過量時，會透過尿液排出人體，不會產生毒性，然而脂溶性維他命一旦攝取過量，會在人體內造成毒素累積。（**編註**：各國衛生單位對於人民營養素每日建攝取量有所不同。欲了解台灣情形，可至國健署網站下載「國人膳食營養素參考攝取量」參考。）

維他命A

　　維他命A是韓國國民容易攝取不足的營養成分之一。除了有以脂溶性存在於動物性食品中的視黃醇，以及以親水性存在於植物內的橘紅色素的類胡蘿蔔素，還有活性化較高的胡蘿蔔素、葉黃素以及茄紅素等。

　　維他命A可以在眼睛的桿狀細胞裡製造在微弱的燈光下，也可以感知的物質，因此對於處於黑暗中視覺的能力是必需的營養素。此外維他命A也是細胞分化過程中，胚芽發展階段所

必需的營養素。如果缺乏維他命A，胚胎便無法充分生長，無法形成器官的分化作用，就有可能會導致畸形或流產。胡蘿蔔素具有抗氧化作用，對於骨骼的形成也有其功效，對於預防癌症與免疫系統的機能也有所影響。一旦人體缺乏維他命A，在肝臟裡的葡萄糖無法順利合成時，會影響進行持久力運動的能力，還有降低肌肉蛋白質合成以及導致視力衰退，對於肌力運動與需要良好視力的運動也會造成影響。然而人體過量攝取維他命A時，會導致頭痛、噁心、食欲衰退、皮膚粗糙等症狀。

維他命D

維他命D是生物體內部分可以自行合成的脂溶性維他命，酵母、菇類、奶油、魚肝油與雞蛋中含量豐富。如果多曬陽光，經由紫外線的觸媒作用，也可以在皮膚自行合成維他命D。

維他命D主要是在小腸裡促進鈣質的吸收，以及在腎臟裡促進鈣質的再吸收，可以說維他命D是協助鈣質對於骨骼形成發揮作用的角色。因此一旦人體內缺乏維他命D，會造成骨骼的石灰化延遲，骨骼會變得脆弱，一旦承受外力很容易出現骨折或斷裂。一旦骨骼的石灰化過程受到阻礙，在兒童身上，可能就會出現侏儒病；以成人而言，可能會造成骨質密度過低，以及容易經常骨折等骨骼軟化症或者是骨質疏鬆症。

因此每天應該要多曬曬太陽，除了日常飲食之外，還要額

外補充維他命D的營養錠。特別是老年人想要運動時，骨骼的健康更是非常重要，還可以幫助降低日常生活中摔傷的風險。因此對於年長者而言，必須攝取足量的維他命D。

維他命E

維他命E較為人所熟悉的名字為生育酚。維他命E的最主要機能為抗氧化，可以阻斷由於氧化壓力造成細胞膜氧化與保護細胞，並可抑止過氧化物的生成，還可以幫助延緩老化。此外也可以減少運動時所增加的肌肉損傷。

維他命E主要含於穀類的胚芽或是花生與杏仁等種子類，綠色葉菜類以及植物性油脂等也都含有豐富的維他命E。維他命E儲存在人體脂肪組織裡，因此雖然人體對於維他命E很少出現不足，然而吸菸者在是否攝取足量的維他命E這方面，需要格外注意。

維他命K

維他命K是血液凝固所必需的脂溶性維他命。人體所需的一半數量是由腸道內的細菌所合成。菠菜與大白菜等綠色葉菜類蔬菜含有豐富的維他命K，且在料理過程中並不會受到破壞或流失，因此在成人身上幾乎很少出現缺乏維他命K的情形。

維他命K可以幫助肝臟裡血液凝固因子的合成，還有幫助使骨骼變得強健的蛋白質合成。此外協助小腸壁的細胞吸收鈣質，以及合成蛋白質。因此當人體缺乏維他命K時，會造成血液凝固時間出現遲緩，紅血球裡的血紅素會流出而出現溶血現象。此外骨質疏鬆症所造成的骨折風險也會增加，因此攝取足量的維他命K，對於維持與促進骨骼健康也有所助益。

維他命C

維他命C又可稱之為抗壞血酸。植物與大部分的動物都可以自行由生物體內的葡萄糖合成維他命C，然而人體無法利用自行合成的方式產生維他命C，因此必須透過飲食來補充。

新鮮的水果與蔬菜類，特別是柑橘類、草莓、馬鈴薯等都含有豐富的維他命C，然而由於維他命C容易氧化，因此如果食材放太久，維他命C的含量也會相對較低。還有料理過程中，有相當比率的維他命C會流失或遭受破壞，因此在料理時也要格外注意。

在水溶性的環境中，維他命C擔任抗氧化營養素的角色。除了清除細胞內所生成的活性氧，保護細胞以外，還對膠原蛋白的合成產生作用，促進人體對於鐵質的吸收，以及令葉酸在人體內可以順利地被使用。因此一旦人體缺乏維他命C，就會貧血，運動能力也會隨之降低。此外維他命C對於增強免疫力

也有所幫助，可降低呼吸系統的感染風險，也能幫助緩和過敏症狀。當人體在戶外進行馬拉松等運動時，如果身體容易暴露在急遽的溫度變化環境，維他命C的攝取將會更加重要。

因此可以說，維他命C是協助其他營養素發揮各自作用的輔助劑。其中具代表性的就是膠原蛋白合成的相關作用。膠原蛋白是人體含有最多的蛋白質種類，主要作用在於幫助細胞與細胞之間相互結合或連結。膠原的連結功能必須要能正常發揮，皮膚、軟骨、牙齒、微血管、肌肉等才能變得更加結實。如果維他命C不足，對於正常的膠原蛋白合成將會出現問題，也會導致人體內所包含的結合組織產生變化，例如造成牙齦出血或者是發炎，甚至嚴重時會導致關節腫脹、骨骼組織發育不足或骨折等症狀。

維他命B$_1$

維他命B$_1$又可稱之為硫胺素。維他命B$_1$是運動時所必需的營養素，對於強化肌肉是不可或缺的存在。維他命B$_1$屬於水溶性，在碳水化合物代謝過程中也作為輔助酵素，因此能量攝取量越高，就需要更多的硫胺素。

糙米、全麥、豬肉等都含有大量的維他命B$_1$，但容易溶解於水，也會受到高溫破壞，然而即使大量攝取也會隨著尿液排出體外，不會對人體產生任何副作用。當人體缺乏維他命B$_1$

時，一開始會出現肌肉衰退，甚至罹患腳氣病。

維他命B₁不足的情況，主要是因為只吃白米飯。維他命B₁存在於糙米當中，然而經由碾米的加工過程，許多營養素被剔除，因此只吃白米無法攝取到維他命B₁。

由於運動時對於能量需求也會增加，此時若是維他命B₁不足時，有氧運動的能力也會受到限制。

維他命B₂

維他命B₂也稱為核黃素，是碳水化合物、蛋白質、脂質在進行代謝過程產生能量反應時必需的輔助酵素。牛奶、肉類、魚類與雞蛋等動物性食品都含有豐富的維他命B₂。

其具有耐高溫的特性，因此在料理過程中不容易受到破壞。但是對紫外線卻很敏感，如果放置在陽光下，所含的維他命B₂很容易受到破壞。因此如果想要保存食材裡的核黃素，就得放置在冰箱才不會造成營養素流失或破壞。維他命B₁與B₂非常相似，在能量代謝過程中都是不可或缺的營養素。能量攝取越多，維他命就必須跟著增加。當人體缺乏維他命B₂時，初期會出現舌炎或口腔炎等症狀。隨著時間過去，可能導致神經系統疾病與精神錯亂等症狀。在酒精中毒者或慢性的減重者身上，主要容易出現缺乏維他命B₂的情形。

B₁與B₂相同，在進行有氧運動時都必須增加攝取才行。

菸鹼酸

菸鹼酸又可稱之為維他命B_3。主要是與維他命B_2在碳水化合物、脂質、蛋白質的氧化過程中擔任觸媒酵素的輔助酵素。屬於必需胺基酸之一的色胺酸，在人體內可以轉化為維他命B_3，因此可以藉由攝取含有豐富色胺酸的食物來補充。雞蛋與牛奶的維他命B_3含量雖然較低，然而含有豐富的色胺酸，因此對於人體補充維他命B_3也是非常適合的食物。

當人體缺乏維他命B_3時，容易罹患癩皮病，進而造成皮膚發炎；在消化器官方面的疾病則是容易腹瀉；在中樞神經方面則是容易罹患憂鬱症以及精神分裂、健忘症等。由於維他命B_3也是能量代謝中的參與營養素，因此一旦攝取量不足，將使得進行運動的能力受到限制。

維他命B_6

維他命B_6又可稱為吡哆醇，屬於水溶性維他命，雖然未參與能量代謝的過程，卻是作為蛋白質代謝的觸媒所產生的許多酵素反應的重要輔助酵素。所以蛋白質的分解與合成過程、紅血球的合成、神經傳導物質合成與免疫系統正常機能的發揮等，維他命B_6都有參與其中。

維他命B_6廣泛存在於動植物界當中，特別是蛋白質含量較

高的魚貝類與雞蛋類等，含量更是豐富。因此隨著蛋白質攝取增加，自然而然的，維他命B$_6$的攝取量也會增加，其中蛋白質與維他命B$_6$便能取得平衡。

由於維他命B$_6$對於血紅素形成以及肌肉醣原的活化也有所影響，因此對進行持久力運動的人們而言，雖然維他命B$_6$的攝取十分重要，然而由於過度攝取有可能會在肌肉中產生累積，因此還是建議適量攝取即可。

葉酸

葉酸主要是存在於菠菜、生菜、花椰菜等深綠色蔬菜類，或是肉類、雞蛋等食物。葉酸的命名也是取其綠色葉菜類蔬菜中含量豐富的意思，第一次發現葉酸時，就是來自菠菜的萃取物當中。

葉酸進行的作用非常多，在細胞內參與核酸DNA物質的合成過程擔任輔助酵素，在細胞分裂時則作為成長因子，同時也參與紅血球的形成，或是甲硫胺基酸的中間代謝物的合成。

因此，一旦人體缺乏葉酸，貧血症狀就會隨之出現，搬運氧分子的能力便會降低，DNA也可能出現損壞。此外，由於缺乏葉酸，血液當中的高半胱胺酸含量增加，有可能造成血管內壁出現損壞，萬一症狀變得嚴重，也有可能導致心血管系統的疾病。

進行持久力運動時，需要消耗大量紅血球，因此為了紅血球的再生與補充，適量的攝取葉酸十分重要。

維他命B$_{12}$

維他命B$_{12}$是唯一含有礦物質鈷的維他命，所以也被稱之為鈷胺素。維他命B$_{12}$在正常的紅血球形成時屬於必需維他命，同時參與核酸合成與細胞分裂，對於維持神經纖維的正常狀態是不可或缺的營養素。

維他命B$_{12}$雖然無法由腸道內的細菌自行合成，然而出現不足時，可以透過飲食攝取。植物性食品當中幾乎不含任何維他命B$_{12}$，幸好在動物性食品當中十分豐富。

當人體內缺乏維他命B$_{12}$時，將會造成葉酸代謝過程發生問題，紅血球的細胞分裂無法正常完成，因此容易出現未成熟的巨大紅血球，嚴重時甚至可能導致死亡。對於進行持久力運動的人來說，葉酸是絕對必要的營養素；相同的，維他命B$_{12}$由於對紅血球的合成扮演非常重要的角色，因此運動時必須適量補充才行。

運動與礦物質

　　礦物質對於守護人體健康有著比想像中更重要的角色。無論蛋白質和碳水化合物等營養素攝取如何完整，一旦體內缺乏礦物質，身體各部位的機能便無法正常運作。因此有許多人因為礦物質攝取不足，造成身體的問題比想像中來得多。

　　為了達到人體健康均衡，所必需的代表性礦物質包含鈣質、磷、鈉、鉀、鎂、鋅、鉬等。雖然大多數礦物質可以透過正常飲食獲得，然而當身體出現攝取量不足，就必須另外補充營養劑。

鈣

　　鈣質約為人體體重的1.5％到2.2％，屬於重要礦物質。大部分用於形成骨骼與牙齒，剩餘低於1％的鈣質則存在於血液與體液當中，負責調節多樣化重要的生理機能，特別是骨骼的主要結構以鈣質為主，並且包含磷、鎂、鋅等複合營養素，使人體可以變得更強健。然而隨著年齡增加，體內的鈣質隨之減少，骨質密度自然也跟著降低。大部分的人體從20歲後期開始到30歲初期之間骨質密度最高，之後隨著骨骼的鈣質數量消失，骨骼形成需要花費更長的時間，骨質密度也不復往昔，骨

質密度降低的速度因人而異，主要受到鈣質攝取量、運動量、雌激素分泌量與維他命D等營養攝取量狀態以及遺傳因子等多重因素的影響。

萬一人體持續缺乏鈣質，骨質量出現嚴重減少，骨骼變細，骨骼的內部組織也會出現空洞，導致骨質疏鬆症的發生。一旦出現骨質疏鬆症，便會對日常活動帶來不便，因此對於鈣質攝取必須更加注意才行。特別是運動時，從身體流失的鈣質排出量增加，因此如果要開始運動，必須比平時更加注重鈣質攝取情形，才能確保運動的安全與效率。

鈣質的每天建議攝取量，成年男性約為800毫克，女性約為700毫克。上限攝取量雖然為2500毫克，但是依照韓國國民健康營養調查報告顯示，大多數人的鈣質攝取量遠低於基礎建議攝取量標準之下。

含有豐富鈣質的代表性食物為牛奶。還有可以透過規律性的運動，事前預防骨質密度減少。另一方面，吸菸與攝取過量的蛋白質也會加速鈣質排出，加快骨質疏鬆症的發生，因此必須格外留意。由於只透過飲食想要得到充分的鈣質攝取量較為困難，故而另外服用鈣片等健康食品也是方法之一。

磷

磷是繼鈣質之後人體內第二多的礦物質。人體內約有85％

的磷與鈣質結合後形成磷酸鈣，主要是用來形成骨骼與牙齒。

如果想要使人體的骨骼與牙齒變得更堅固，如同前面所說，鈣質與磷的比率十分重要。如果想要讓骨骼形成更具有效率，鈣質與磷的比率必須維持在1：1最為適當。如果磷的攝取量高於鈣質，反而會對骨骼形成帶來負面效果，因此一味地過量攝取磷對身體反而有害無益。

磷酸鹽可以促進最大氧氣攝取量增加，運動時降低乳酸的生成量，使供給肌肉的氧氣供應作業更有效率。此外，磷酸鹽對於肌力提升以及加快跑步速度也有所幫助。在復健治療過程中，為了幫助罹患肌肉萎縮症的老年患者增加肌肉量，醫生也常建議增加磷的攝取量。

由於食品當中含有相當多的磷，因此透過正常的飲食幾乎不用擔心人體會出現磷攝取不足的問題。反而是磷酸鹽要格外注意，由於磷酸鹽透過食品添加物的型態，在各種加工食品與碳酸飲料中含量都非常高，倘若過量攝取反而會破壞人體內鈣質與磷的平衡，造成骨骼惡化。

鈉

鈉離子是決定細胞外液容量的基本電解質。雖然細胞內的水分維持在一定數值，然而細胞外液受到周圍環境的影響，容量也會隨之而異。因此如果要維持人體內所必需的水分均衡，

鈉是不可或缺的礦物質。首先，鈉與鈣質一起調節人體滲透壓還有體液量，對於調節與維持體內酸鹼值也有其功能。而在傳遞肌肉電氣化學刺激，促進正常的肌肉運作與反應時，鈉離子也是不可或缺的角色，這是由於肌肉收到神經系統的信號後才產生動作，而這時候幫助神經傳達命令的電解質正是鈉離子。

萬一人體內鈉離子儲存量減少，包含血清等細胞外液的容量也會隨之減少，對於人體維持平均動脈壓與體溫將會產生嚴重問題。然而平常人體所攝取的飲食當中，已經可以滿足人體鈉離子含量的需求，因此缺乏鈉的疑慮較低。

反而是由於各種加工食品的添加物都含有過量的鈉成分，尤其是韓國料理中經常使用的醬油、味噌與辣椒醬等調味料，都含有大量的鈉離子，因而容易造成健康問題。依據韓國健康促進開發院的研究顯示，韓國人一日平均鈉攝取量以2014年來說，約為4103毫克，相較於世界衛生組織的建議攝取量2000毫克高出2倍之多。

運動時經由排汗會將體內部分鈉離子排出體外，因此運動時補充鈉的含量需要特別注意。在運動結束後會覺得口渴，此時如果只有飲用一般開水，會造成血漿裡的鈉濃度降低，一時之間會出現身體鈉含量不足的狀態，造成肌肉衰弱。因此在高溫環境下進行長時間的運動和作業以後，在攝取水分的同時也必須補充適當的鈉離子，才能幫助維持運動作業能力。

另一方面，由於日常生活當中，一旦鈉離子攝取過量，會

造成血壓上升，嚴重的話，甚至會提高心血管疾病發病機率。因此，平常就必須格外留意鈉的攝取過量，並且適當調整飲食內容，以免造成健康負擔。

鉀

如果說鈉是人體外液最重要的正離子，鉀就是構成人體內液的代表性正離子。鉀主要存在於神經與肌肉細胞中，以成年男性而言，體內約含有135公克到250公克的鉀離子，是人體內繼鈣質與磷之後含量第三高的礦物質。

由於鈉離子與鉀離子具有極端的性質，因此透過兩者的平衡來維持體液的均衡。代表性的例子為鈉離子會對血壓上升產生作用，鉀離子則可以降低血壓。在傳達神經刺激的過程中，從鈉離子到鉀離子帶動肌肉產生收縮和伸展的作用。此外對於蛋白質合成肌肉的醣原儲存過程與正常的腎臟機能而言，鉀離子是不可或缺的存在。

由於鉀離子是涉及肌肉收縮與伸展作用的礦物質，當人體缺乏鉀離子時，對於進行運動能力也會受到限制。然而大部分的食品當中都含有鉀離子，因此人體幾乎不容易出現攝取不足或過量的疑慮。

新鮮的蔬菜水果以及未經碾製過程的穀類、乾豆類、肉類等，都含有豐富的鉀離子，一天的充分攝取量約為3.5公克。

鎂

鎂是植物中綠色色素的葉綠素成分。像菠菜等綠色葉菜類蔬菜都含有豐富的鎂離子。此外沒有經過碾米處理的穀類、豆類、堅果類與牛奶、肉類等相同的動物性食品當中，都含有鎂離子。

鎂主要是以碳酸或是磷酸複合體的型態構成骨骼與牙齒。體內鎂離子約60％存在於骨骼與牙齒當中，特別是鎂離子可以促進牙齒琺瑯質的鈣質穩定增加，對於預防蛀牙有所助益。

此外，鎂離子也是各種酵素的輔助因子。在能量代謝過程可以幫助穩定三磷酸腺苷，還有幫助傳達神經刺激，調節肌肉刺激與緩和的作用。所以如果想要讓神經或是肺部、心臟肌肉等可以正常發揮功能，鎂離子是不可或缺的礦物質。

鎂離子一天建議攝取量為350毫克，透過正常的飲食攝取幾乎不會發生人體缺乏鎂離子的情形。然而在運動時，因為流汗與小便，鎂離子的排出量會增加，這時可能產生體內鎂離子不足的現象。例如進行高強度運動時，鎂離子的需求量比平時增加10％到20％。當人體內鎂離子不足時，會造成運動所需的氧氣需求量增加、持久力降低等，身體也會變得疲勞。因此如果要進行高強度運動，必須充分攝取足量的鎂離子。當然並不是攝取足夠的鎂離子就可以提升運動能力，人體補充鎂離子，對於提升有氧運動或是肌力運動的能力並不會產生任何作用。

鐵

　　成人的鐵質含量約為3到4公克，其中紅血球血紅素約佔70％，肌肉的肌紅素約有5％，肝臟、脾臟、骨髓等20％，其餘的鐵質則分散於酵素當中。

　　人體所需的鐵質雖然屬於微量礦物質，卻是扮演十分重要的角色。首先鐵質是血紅素的構成成分，可以幫助血液裡氧分子的移動；鐵質也是肌紅素的構成成分，當肌肉當中的氧分子進行臨時儲藏時也需要鐵質的參與；同時也是人體為了維持健康狀態與能量傳達的必需礦物質，此外也作為酵素的輔助因子，幫助神經傳導物質與醣原的合成，要是沒有鐵質就無法正常運作。如果人體缺乏鐵質，對於兒童而言會出現成長遲緩或學習障礙等問題；當成人缺乏鐵質時，容易出現貧血症狀。全世界最常見的營養失調症就是缺乏鐵質，整體貧血症狀當中約有60％到80％是因為缺乏鐵質所造成。

　　鐵質存在於多樣的植物性食物與動物性食物當中，以兩種型態進行供給，一是鐵質，二是非鐵質，又可分別稱之為紅血素鐵與非紅血素鐵，肉類與魚類當中主要存在的紅血素鐵吸收率高達40％，而蔬菜及穀類所存在的非紅血素鐵吸收率僅有10％。以韓國人為例，飲食文化有21％是從動物性食品當中攝取，剩餘的79％則來自非紅血素鐵的植物性食物。非紅血素鐵的吸收率雖然較高，但因為飲食比重的差異，以致韓國人的鐵

質攝取量偏低。

男性與女性每日鐵質攝取建議量分別為10毫克與14毫克。其中女性建議攝取量較高，主要是因為女性的生理期等生理條件，容易流失鐵質。然而不分男女，韓國人的鐵質攝取基準量遠遠低於建議量，約有15.1％的國民鐵質攝取量低於標準，因此必須格外注意。

為了維持運動能力，體內鐵質的含量十分重要，然而一旦攝取過量，反而會造成鐵分子代謝出現問題，產生血色素沉澱病症，引發肝硬化等肝臟受損的情形，並且阻礙銅、鋅等微量礦物質的吸收。

鋅

鋅在成人的體內含量約有1.5公克到2.5公克，屬於微量元素。所謂微量元素是指一日必需量在100毫克以下的礦物質。鋅是微量元素當中人體所不可或缺的營養素。

鋅離子在人體內負責許多功能。首先90％的鋅離子在人體的肌肉與骨骼當中，負責調節蛋白質代謝與合成等作用；去氧核糖核酸（DNA）與核糖核酸（RNA）等相同的核酸合成與碳水化合物的代謝，也都有鋅離子的參與；鋅離子對於超氧化物歧化酶（SOD）的合成也有其作用，還有預防氧化性損傷的功能。由於身體含有鋅離子，因此人體的身體黏膜可以維持正常

的結構與功能，即使受傷也能再次癒合與復原。此外鋅離子具有促進兒童成長與免疫功能活化的作用，也可以幫助人體維持正常的味覺功能，這些都是鋅離子的作用。

鋅離子的一日建議攝取量，男性為10毫克，女性為8毫克，攝取的上限也僅有35毫克。由於幾乎所有食物都含有鋅離子，因此透過良好的飲食習慣，人體幾乎不會出現缺乏鋅離子的問題。

不過運動時有一點必須特別注意，就是隨著運動，人體會增加排汗，鋅離子會隨著汗液被排出體外，此時由於鋅離子流失，人體內鋅離子的含量不足，肌肉的持久力會開始降低，免疫力也會衰退。兒童如果可以增加鋅離子的攝取量，身高與體重都能出現快速的成長。

鉬

鉬主要是甲狀腺素荷爾蒙的構成要素。甲狀腺素由甲狀腺分泌，是人體內主要調節基礎代謝率的要素，人體內的鉬元素約有70％到80％是存在於甲狀腺，因此甲狀腺疾病與鉬元素有密不可分的關係。

萬一人體內鉬元素不足，甲狀腺素無法順利合成，此時人體為了補充不足的甲狀腺素，甲狀腺組織便會更加擴大，當超越一定程度時，就會造成甲狀腺肥大症。

自然界當中存在的鉬元素主要以海水、土壤當中為多；如果想要透過飲食攝取鉬元素，海藻類的海帶、海苔等可以多加食用。

運動與營養素攝取

　　大多數的年輕人在開始運動時，會增加蛋白質的攝取量，卻幾乎不進食含有碳水化合物的飲食。主要是因為得知多補充蛋白質，才能使肌肉的生成看起來更結實更強壯。然而碳水化合物與脂肪等必需能量源的營養素也要均衡攝取，才能有均衡的健康，這也是維持健康的重要祕訣。

碳水化合物的攝取

　　開始運動之前的3到5個小時，攝取含有大量高碳水化合物的飲食是絕對必要。這是因為如果在空腹狀態下進行強力運動，容易造成肝臟醣原不足。攝取高碳水化合物可以補充醣原的不足，也可以促進肝臟與肌肉的碳水化合物的使用率。

　　如果是進行未滿2個小時的簡單運動，碳水化合物的攝取就不會有太大作用。如果是最大氧氣攝取量30％左右的低強度

運動，進行2個小時以上的情況，可以先攝取碳水化合物，不但有助於維持體內的血糖穩定，也可以延遲疲勞發生。

此外，肝臟與肌肉的醣原補充，對於運動後而言十分重要。由於醣原最快速合成的時間點是在運動結束左右，因此當運動結束以後馬上攝取碳水化合物，也是不錯的方法。隨著運動後攝取的醣類而異，肌肉醣原的再合成程度也會有所不同，主要得看血糖指數與胰島素指數的反應。

蛋白質的攝取

運動前攝取蛋白質與運動後攝取蛋白質，其蛋白質合成反應並沒有太大差異。特別是運動後，即使只有攝取碳水化合物，也可以促進蛋白質的分解，減少可體松分泌，對於蛋白質合成可以獲得某種程度的效果。

如果可以同時攝取蛋白質與碳水化合物也是不錯的選擇。因為攝取碳水化合物有助於增加胰島素分泌；攝取的蛋白質以胺基酸的型態往肌肉移動，透過阻力運動可以減少蛋白質分解，促進蛋白質合成。

牛奶可分為全脂牛奶與脫脂牛奶，這是以牛奶當中蛋白質的脂肪成分含量所做的區分。一般而言，進行減重瘦身時雖然會選擇零脂肪的脫脂牛奶，然而如果是希望達到健康均衡的目的，與其選擇沒有脂肪的牛奶，應該選擇全脂牛奶，原來的脂

肪成分全部保留下來，對人體較佳。

　　實際上，如果看看人體內蛋白質合成的程度，全脂牛奶的合成程度會相較脫脂牛奶效果更大。全脂牛奶所含的脂肪可以延遲胺基酸的傳送，能持續不斷供應蛋白質合成時所必需的原料。將胺基酸傳送到肌肉的作業是蛋白質合成的重要階段，因此蛋白質的消化吸收過程比其他來得更為重要。蛋白質的營養補充劑主要成分為乳清蛋白，能快速消化吸收。乳清蛋白是將牛奶當中的酪蛋白剔除後的乳蛋白，所含有的蛋白質約為牛奶含量的20％。另一方面，酪蛋白的分解與吸收相對而言需要花費更長的時間，因此在人體內蛋白質的合成也會隨之而異。

　　總之運動後所攝取的蛋白質不只型態有所差異，還會受到攝取的時間點、是否與其他營養素一起攝取、運動的型態等因素的影響。

02
左右情緒與身體狀態的
荷爾蒙

　　當女性進入更年期，荷爾蒙的分泌也會產生變化，最常聽到的醫學建議正是多多運動。即使不將運動與年齡連上關係，在承受過重的作業量或是因為養育小孩所受到的壓力，這時可以利用運動讓心情變得輕鬆些，藉此紓解壓力，這正是由於壓力荷爾蒙會受到運動的影響，讓人體的活動也產生改變。

　　此外，我們在日常生活當中，即使不是出自專業醫生之口，也隨處可以聽到荷爾蒙這個專有名詞。然而正確來說荷爾蒙到底是什麼，我們的人體內存在哪些荷爾蒙，以及它們各自扮演什麼角色等，其實大多數的人並不清楚，對於運動與荷爾蒙的關聯，也幾乎沒有機會接觸與了解。

所謂荷爾蒙

　　距離很遠的細胞們可以透過多樣的方法彼此相通，其中有幾種方法和荷爾蒙有關。

　　荷爾蒙是我們身體內各個細胞之間傳達訊號的物質之一。荷爾蒙是由內分泌系統的內分泌腺體所分泌，其功能在於負責進行紅血球生產調節、循環與消化系統調節、生殖機能調節等，還有內部環境維持、因應壓力環境與誘導成長發育等。

　　分泌荷爾蒙的腺體主要是在腦中的下視丘、腦下垂體、松果體與喉嚨的甲狀腺、副甲狀腺以及胸部的胸腺，還有腎臟、胰臟等。

荷爾蒙的角色與作用

　　內分泌腺體所分泌的荷爾蒙會隨著血流流向人體內各個臟器，移動時，會藉由輸送蛋白質的幫助，當抵達目的地之後，荷爾蒙便會與輸送蛋白質分離，往血管外移動。

　　荷爾蒙並不是單獨發揮作用，而是與相互結合的受體數量成比例結合，之後才能夠發揮各自的作用。在荷爾蒙與受體的

結合結束後，荷爾蒙的濃度無論再怎麼增加，也無法發揮更大的效果。此外受到荷爾蒙受體細胞的影響，各種荷爾蒙反應強度也可以自行調整。荷爾蒙的濃度與受體的數量，還有荷爾蒙與受體之間的敏感度，都是決定荷爾蒙效用的影響因素。

隨著運動所產生的荷爾蒙變化

荷爾蒙會受到運動強度與流汗所造成血漿量減少以及低氧氣症等影響，所以荷爾蒙對於運動會呈現相當敏感的反應。當然荷爾蒙的種類非常多樣化，因此出現的反應也會有所不同。

生長激素

荷爾蒙可分為三種。腦下垂體最前面稱之為前葉，這裡主要是分泌生長激素。生長激素是從出生開始到成長期間分泌最多，可以促進人體發育與成長。當成長停止並不代表生長激素的分泌也停止。人的一生當中，生長激素會持續分泌，只是隨著年紀增加，分泌量會逐漸減少。

生長激素的機能就如同名稱，主要是促進細胞裡的蛋白質合成與軟骨的成長，透過這些作用使人的身體得以成長，因此

身高會逐漸變高，體內的細胞會逐漸變大，細胞數量也會隨著增加，同時還會影響脂肪組織，促進脂肪代謝的活性化。

透過運動，生長激素的機能會變得更發達。生長激素在進行運動的期間，可以強化體內蛋白質合成機能，這是因為對肌肉成長產生作用所致。這也是為什麼成長期的兒童如果運動的話，對於生長發育可以獲得更顯著的效果。

運動時，生長激素為了維持體內血糖數值，會對身體系統進行調節。生長激素還可以促進肝臟內醣原與胺基酸對於葡萄糖的生成過程，生產出更多的葡萄糖送往血液，肌肉裡相較於使用葡萄糖，可以提高脂肪的利用率。

不過如果想要透過運動促進生長荷爾蒙的分泌，至少要進行15到20分鐘以上才能開始發揮效果，如果運動時間過短，荷爾蒙的反應並不會產生任何變化；如果想要促進生長激素的分泌，提高人體內脂肪的利用率，則必須進行1個小時以上的運動才能發揮效果。

有時候，有些年長者為了增加肌力或者改善身體條件會注射生長激素，可惜效果並不明確，因此在接受注射前必須慎重考慮。注射荷爾蒙之後，雖然有的可以對肌肉的變化產生作用，然而依照研究結果顯示，這是因為身體的肌肉水分含量增加，並非是肌肉纖維組織增加，因此如果想要靠注射生長激素來維持改善狀態，會有其難度。

腦內啡

腦內啡又可稱之為安多酚，被稱為人體內自行生產的嗎啡，腦內啡可以說是天然的麻藥，這個說法一點都不誇張。這是因為當人體感覺疼痛時，腦下垂體前葉就會分泌腦內啡，對於腦部的鴉片受器產生作用，使得痛症得以緩和與消失。如果從效果來看，腦內啡約為嗎啡10倍以上的藥效。

1987年邁阿密大學朗恩菲德教授小組所提出的研究結果顯示，當進行最大氧氣攝取量70％以上的運動時，腦內啡分泌會增加；如果將運動強度提高到最高數值，腦內啡增加的種類會相較平時多出2到5種。

如果進行長時間運動，情緒上會出現變化，身體會感受到痠痛，當程度達到界線時，腦內啡就會開始分泌，使心情變得愉悅。因此有些時候，享受運動的人們當中看起來像是得了運動中毒症現象的案例也是有的。在進行馬拉松慢跑時，忘記身體所承受的痛苦，情緒變得愉快，會經歷所謂跑者的愉悅感（runner's high），這也是因為人體內分泌的腦內啡所造成。

不論是在人體經歷痛苦、處於壓力狀態下，或是專注於某項事物感到愉悅時，都會分泌腦內啡。最近也有研究指出，腦內啡與人體免疫機能有著密切關係，現在關於腦內啡的研究還在持續進行與發表。

催乳激素

催乳激素也是在腦下垂體前葉所分泌的荷爾蒙，會對乳腺產生作用，使乳汁生成並且促進分泌。懷孕初期催乳激素的功能發達，使母乳的分泌量增加，還會促進乳房發育。懷孕後半期催乳素的分泌達到高峰，這是為了使人體在生產後具有哺乳的能力。

懷孕時催乳激素也會分泌，生產乳汁，然而此時受到所謂雌激素的影響，會壓抑乳汁分泌。然而當生產後，雌激素的分泌量便會減少，這時就可以進行哺乳。催乳激素不只可以促進乳汁分泌，也可以促進作為能量源的脂肪運作，還有抗利尿的作用，使人體內的水分可以被保留並且增加水分含量。

如果進行長時間的運動，催乳激素的分泌也會持續增加，由於催乳激素所具有的抗利尿作用，因此當運動時流汗過多，可能出現脫水現象時，催乳激素的抗利尿作用就會開始發揮，使脫水現象得以緩和，並增加脂肪的利用率，使脂肪可以產生更多的能量供人體使用。

另一方面，也有報告指出如果血液中催乳激素的濃度增加，可能造成女性無法排卵，因此女性運動選手容易出現不孕症或是月經不順的症狀，這個部分目前還在研究當中。

兒茶酚胺

兩側腎臟上方所附著的小小內分泌器官——副腎是由副腎髓質與副腎皮質所構成。其中副腎髓質所分泌的腎上腺素與去甲基腎上腺素總稱為兒茶酚。

腎上腺素主要對心臟產生作用,會加速心跳,促進肝臟或肌肉的醣原分解,以及使肝臟裡的葡萄糖釋放到血液的數量增加,造成血糖提高。去甲基腎上腺素是在末梢血管活動的荷爾蒙,會使末梢血管收縮,血壓上升,瞳孔放大,抑制消化道的運作與消化液的分泌。

這些荷爾蒙在身體上(運動、寒冷)以及精神上(不安、興奮)處於壓力狀態時也會分泌,因此被稱為壓力荷爾蒙。

運動時,兒茶酚胺為了維持血糖指數,使人體內的脂肪能夠更多被利用,肝臟的醣原轉換為葡萄糖被送往血液。兒茶酚胺與運動時間成比例增加,一般而言,當運動達到最大氧氣攝取量的40%到50%時,便會產生明顯變化。

長時間進行持久力運動時,運動3週後,即使進行相同強度的運動,荷爾蒙的敏感性會提高,血漿裡的兒茶酚濃度也會明顯減少。

皮質醇

皮質醇也是另一種壓力荷爾蒙。在人體承受壓力時，會盡快促使能量生產並且維持血糖穩定，是人體內可以創造出有利條件幫助戰勝壓力的荷爾蒙。

運動時也一樣。由於運動，身體會變得疲勞，此時皮質醇會抑制蛋白質形成，並且促進組織內蛋白質的分解，幫助生產胺基酸。此外，對於引導葡萄糖生產合成的肝酵素給予刺激，使其可以生產更多的葡萄糖；另一方面，阻止葡萄糖進入人體組織，使組織利用更多的脂肪酸作為代謝原料使用。

隨著運動強度而異，人體內皮質醇的濃度也有所不同。運動強度低時，血漿中的皮質醇濃度也會減少；運動強度提高時，皮質醇濃度也會成比例增加，大約在進行最大氧氣攝取量60％以上的運動強度時，可以明顯看出皮質醇濃度增加。進行低強度運動時，由於皮質醇相較於分泌速度，分解速度更快，因此皮質醇的濃度會降低；另一方面，當進行高強度運動時，由於皮質醇的分泌速度較分解速度來得快，因此血漿中的皮質醇濃度便會增加。

當人體出現傷口時，為了使傷口癒合，皮質醇會使組織中的蛋白質分解為胺基酸，使受傷的組織可以重生。

醛固酮

醛固酮與皮質醇都是由副腎皮質所分泌的荷爾蒙。屬於類固醇荷爾蒙其中之一的醛固酮，與蛋白質、碳水化合物、脂肪代謝等都有關，然而醛固酮的主要作用是負責鈉離子的細胞吸收以及將鉀離子排出體外。透過將鉀離子排出，可以使血液中的鈉離子與鉀離子的濃度維持在一定標準。

運動時由於交感神經系統的活絡，使腎臟的血流量減少，刺激醛固酮的分泌增加。在進行低強度運動時，醛固酮幾乎不會產生任何影響，然而隨著運動強度提高，特別是調節熱能重要的時刻，體內醛固酮的分泌就會比平時增加，最多可高達6倍之多，而且在運動結束後的6到12小時持續分泌。

胰島素

胰島素是當血糖升高時分泌的荷爾蒙，可以促進血液中的葡萄糖被肌肉或是肝臟以及脂肪組織吸收，對於促進胺基酸的蛋白質合成也有作用。胰島素可以利用肌肉裡的血糖形成醣原，並且在脂肪組織裡將血糖轉換為脂肪進行儲存。

胰島素不足時，血液裡的葡萄糖便無法被組織所吸收，而累積在血液當中，因此會出現血糖上升的情形，一旦超過腎臟可以再吸收的標準，血糖就會透過尿液被排出體外。這種血糖

升高，透過小便將血糖排出體外的症狀就稱之為糖尿病。

　　胰島素最重要的功能就是將血液裡超出標準值的葡萄糖讓組織可以再吸收，讓血糖值維持在一定標準。運動時，肌肉的葡萄糖吸收率會比休息時高出7到12倍，因此血糖有可能會出現低於標準值，這時胰島素的分泌便會減少。

　　血漿中的胰島素濃度減少，是因為受到交感神經的刺激以至於抑制胰島素的分泌。透過像這樣的反應，代表糖尿病患者如果可以進行規律性的運動，糖尿病便可以獲得控制與改善。

升糖素

　　升糖素又稱之為胰高血糖素，主要是促進肝臟的醣原分解，生成葡萄糖，從胺基酸合成為葡萄糖的時候使用，以及脂肪組織裡所儲存的中性脂肪進行分解，將脂肪酸釋放到血液當中，當血糖過低時，增加脂肪酸的使用，減少血糖的使用，使血糖可以上升。

　　當血糖較高時，人體會分泌胰島素，使得醣原或是脂肪裡的葡萄糖進行儲存，以降低血糖值；當血糖過低時，便會分泌升糖素，促進葡萄糖生成，並且增加脂肪的使用，減少葡萄糖的消耗，以達到血糖增加的作用。

　　開始運動時，肌肉會快速吸收血液裡的葡萄糖，以致血糖降低，這時升糖素的分泌就會增加。然而如果進行長時間運

動，交感神經系統的活絡會趨於緩和，隨著交感神經的活絡程度而受到刺激的升糖素分泌也會逐漸減少，使血漿的升糖素濃度變化趨於緩和。

甲狀腺荷爾蒙

甲狀腺體透過荷爾蒙分泌，可以調節正常的成長與發育所必需的體內新陳代謝。

甲狀腺荷爾蒙增加，新陳代謝率也會提高，此時體內的氧氣攝取量與能量消耗量也會隨之增加，可以幫助體內組織的成長與成熟。如果甲狀腺荷爾蒙分泌量過低，就會造成人體出現無力症與體重劇增的後果。

特別是甲狀腺素的半衰期為6到7天，甲狀腺荷爾蒙的效果可以持續2週，甚至超過，因此甲狀腺素對於人體長期性適應與組織成長是非常重要的角色。

運動會導致甲狀腺荷爾蒙產生持續性末梢缺乏，因此腦下垂體到下視丘的甲狀腺分泌刺激荷爾蒙會開始產生作用，直到甲狀腺刺激荷爾蒙持續刺激分泌，使甲狀腺荷爾蒙分泌增加，血液裡的甲狀腺荷爾蒙也會出現明顯增加。

副甲狀腺荷爾蒙

　　副甲狀腺體位於甲狀腺體後面，上下各有2個，總共4個，其主要功能在於調整血漿的鈣離子濃度。

　　血漿的鈣離子濃度一旦過低，副甲狀腺體就會開始分泌副甲狀腺荷爾蒙，刺激骨骼使其釋放鈣離子到血漿，同時腎臟的腎小管也會增加鈣離子的再吸收，使血漿的鈣離子濃度增加。此外副甲狀腺荷爾蒙會將腎臟裡的維他命D轉換為維他命D_3，增加鈣離子的吸收。

　　進行規律的運動時，副甲狀腺荷爾蒙對於鈣離子濃度以及骨質密度會產生正面影響。利用自行車在運動強度達到最大氧氣攝取量50％時進行5個小時的運動，會出現副甲狀腺荷爾蒙增加的結果。進行低強度持久力運動也可以獲得類似的成效。

降鈣素

　　降鈣素可以抑制骨骼裡的鈣離子被釋放到血液當中，並且降低血漿中鈣離子的濃度，促使鈣離子在骨骼中呈現穩定狀態，也可以調節血漿中鈣離子的濃度。

　　血漿中鈣離子的濃度如果低於正常值，降鈣素的分泌會減少；當血漿中鈣離子的濃度增加，降鈣素的分泌也會增加。目前為止，運動與降鈣素分泌的關聯性並沒有具體的研究結果。

褪黑激素

　　腦中的松果體可以辨識光源,以一天24小時為一週期進行調整。被稱之為褪黑激素的荷爾蒙分泌可以調節身體全方位的生理機能,具有強力抗氧化效果,因此褪黑激素對於運動過程中所發生的活性氧具有清除的功能。

　　目前對於褪黑激素的諸多影響受到相當的期待,各種研究也在持續進行當中。

運動增強免疫力

　　我們生活在充斥各種模樣、大小、成分、特性等無數種類的感染物質的環境中。如果我們身體沒有具備有效對應各種感染病原體的優越防禦系統，感染物質就會把人體當作宿主，在人體內繁殖。

　　人體內面對這樣的感染物質所存在的防禦系統就稱之為免疫力，免疫力可以分為3種，包含物理性防禦系統、先天免疫系統以及適應免疫反應。

　　物理性防禦系統是位於皮膚與呼吸器官、消化器官、生殖器官等內側表面的黏膜表皮所形成，黏膜表皮會分泌黏膜物質，在面對外部感染時保護人體安全。

　　一般而言，包覆人體的皮膚被當作是人體面對外來異物質

的基本保護力，包覆人體的皮膚總面積僅有2平方公尺，然而黏膜所包覆的人體範圍約為皮膚的200倍，總計預估約有400平方公尺。為了保護人體不會遭受異物質的侵入以及維持健康的狀態，這樣的身體保護力必須無時不刻處於備戰狀態才行。由於各種感染病原體會透過黏膜進入人體，因此物理性防禦體系一旦出現損傷，就會成為感染的第一原因。

先天免疫系統

免疫系統無時無刻都在觀察人體內是否出現外部侵入因子，為了保護人體不受各種感染物質的侵入，人體形成細胞與分子物質的複合體，萬一微生物突破外部物理性防禦系統進入人體，先天免疫系統就會出現免疫反應，病原體相關分子模式（Pathogen-associated molecular pattern）或是特定蛋白質就會將這些異物質視為侵入者，將外部病原微生物等分解，並且製造出類似抗菌酵素等物質，透過噬菌作用，將病原體從人體內清除。

巨噬細胞

在初期免疫系統中扮演重要角色的正是巨噬細胞。大部分的組織細胞中，約有10％到15％為巨噬細胞，因此巨噬細胞在人體內數量相當豐沛。

巨噬細胞用兩種不同的方法來強化人體的免疫能力，第一是巨噬細胞在破壞細菌時，會直接放射出化學物質，促使流經受到感染的人體部位的血流量增加，進而使得從其他地方趕來的白血球能夠更容易活性化。

第二，在和細菌對抗時，巨噬細胞會生產出稱為細胞激素的蛋白質，細胞激素是免疫系統內負責細胞之間傳遞訊息，調節免疫系統的細胞信號物質。部分細胞激素會將要與細菌對抗的信號傳遞給免疫細胞，使免疫細胞可以快速增殖，為了更順利的對抗細菌，細胞激素會將這些免疫細胞送到血液裡。

當細菌侵入人體後，由於我們的身體含有非常豐富的營養素，因此這些細菌以每20分鐘翻速的速度快速進行細胞分裂，活動非常活絡，可以達到快速繁殖，因此為了防堵這些細菌的侵略，免疫系統會相當快速地發生作用。

嗜中性白血球

當細菌入侵人體時，嗜中性白血球會與巨噬細胞一起奮戰

進行噬菌作用，能強烈的破壞細胞，因此一般而言，嗜中性白血球不會輕易被組織吸收，而是分散在血液中隨時待命。

　　嗜中性白血球首先會被召集到受到感染的部位，進入血液當中，直接對外部的異物質進行破壞任務，並且生產細胞激素，傳遞訊息給免疫細胞，告知身體有病菌入侵。此外，活性化的嗜中性白血球會在身體受感染部位增加血流量，促進化學物質分泌。

嗜酸性白血球

　　大部分感染物質的大小會比巨噬細胞和嗜中性白血球來得微小許多，像這樣的病原體的噬菌作業，由巨噬細胞和嗜中性白血球進行處理，可以說是人體非常合理的戰略。萬一侵入人體的病原體大小超過身體免疫系統的噬菌細胞，面對這樣大小差異懸殊的病原體時，就會由嗜中性白血球的親戚「嗜酸性白血球」出面，將之消滅。

　　大多數的寄生蟲會與嗜酸性白血球這樣的受體相互結合，嗜酸性白血球可以分泌對寄生蟲的細胞膜造成傷害的基本蛋白質或是正離子蛋白質，進行細胞外部的攻擊。

補體系統

有非常多的微生物體會透過持續不斷的突變產生新的病種，造成人體防禦系統的混亂。

萬一噬菌細胞清除病原體微生物的場所無法使其發揮噬菌功能，或者是雖然辨識出侵入人體的微生物質，但是卻無法附著到微生物進行消滅作業，或者是為了消除細菌的細胞膜由於活性化程度無法產生反應，便難以發揮強力的噬菌作用。

人體在面對各種問題下，經由長久的進化過程，開發出體內的防禦組織：補體系統。補體系統約為20個左右的血漿蛋白質組成的群組，主要由肝臟生產，在血液與組織分布濃度較高。有許多補體因子可以對蛋白質分解酵素產生作用。補體一開始存在是處於非活性化狀態，當辨識出人體的病原體時，補體會與細菌細胞表面相結合，此時補體便會轉換為活性化狀態，並且直接對細菌進行融合作用。此外，補體的活性化過程中附加生成的特種補體的一部分，可以增加血管的流通，協助巨噬細胞或是白血球等其他噬菌細胞前往細菌所在的地方，並且進行攻擊。

補體的活性是與血液凝固與纖維蛋白分解等一起，是在血漿內所發現的酵素作用的其中之一。補體系統是由各種酵素的活性如同鎖鏈一般產生連續效應，因此補體系統具有反應快速並且增加幅度放大的特性。補體系統會針對微生物的細胞膜進

行攻擊，使細胞與其融合，進而破壞病原體組織將其消滅。然而如果補體所面對的不是外來的病原體，而是人體原本存在的組織細胞，則不會對體內系統產生任何影響。

自然殺手細胞

到目前為止，前面所介紹的是對於細胞外部存在的感染物質的應對免疫系統，萬一感染物質已經進入人體細胞當中，噬菌作用也無法消滅侵入體，這時候就會由自然殺手細胞（Natural killer cell, NK cell）或是其他免疫細胞出來對付感染物質。自然殺手細胞是人體內主要監視細胞，除了宿主細胞以外，對於其他顯示為非正常蛋白質的活動型態具有辨識能力。此外對於發生突變的細胞，或者是形成腫瘤並且發展為惡性腫瘤的細胞，會先進行辨識作業，之後再執行消滅任務。

抗原呈現細胞

先天免疫反應是人體為了使免疫反應產生作用，所扮演非常重要的角色，使人體可以持續的完美對應外來的感染源。抗原呈現細胞（Antigen Presenting Cells, APCs）在免疫反應過程當中，接受與適應免疫反應相關細胞的幫助，透過暴露被感染物質當中所出現的特種抗原，告知細胞內感染危險性。也就是

說，抗原呈現細胞是作為連結先天免疫與適應免疫反應的細胞。樹突狀細胞正是具代表性的抗原呈現細胞。

後天免疫反應

細菌每20到60分鐘會分裂一次。此時核酸複製便成為提供免疫系統辨識結構突變的機會。病毒與寄生蟲或是其他突變的方法是抗原不斷的產生變化，之後得以發展成為可以避開先天免疫防禦系統而進入人體的作戰策略。因此人體為了因應這樣的變化，需要能夠隨意使用的防禦機制。

後天性免疫系統雖然可以消除許多病毒，對抗病原菌，然而對於特定的抗原無法進行微調，所以即使再次受到感染，反應性也不會提升。因此後天免疫系統為了保護人體不受外界病毒的侵害，派出高度專業化的細胞將入侵人體的病原菌消滅，並且形成預防過程，將過去曾經侵入人體的特種病原體加以辨識與儲存，如果再次遭遇相同的病原菌侵犯人體，免疫能力便會自動生成，提供人體細胞具有馬上攻擊病原菌的能力，事先對於病原菌的進一步侵略自行產生應對之道。

與後天免疫系統有關的主要細胞為B細胞與T細胞，是由位於骨髓內的幹細胞所衍生出的白血球家族成員之一。

抗原與抗體

抗原是指依據免疫系統所被認知的構造，舉凡蛋白質、碳水化合物、脂質、核酸、半抗原等相同微小的化學物質等，事實上幾乎所有物質都可以成為抗原。微生物、寄生蟲等相同大的感染性生命體，像飲食一樣被攝取的物質，花粉以及類似的吸入性物質，移植器官與組織，甚至於我們身體的一部分都可以成為抗原，因此抗原可以說是免疫系統當中為了能夠生產抗體所進行刺激的所有物質。

抗體作為具有幾乎無限多樣性抗原的認知攻擊手，將病原菌辨識為特定因子，並且從多樣構成要素中可以引起免疫反應作用，抗體可說是進化過程的產物。

抗體不但可以辨識許多不同的抗原，同時也具有可以引起免疫反應的許多不同構成要素的作用。

B細胞（B淋巴球）

B細胞是人體內唯一為了生成體液性的免疫，可以製造抗體的細胞。

各個B細胞的程式設定是只能生產出具有一項特性的抗體，B細胞會通過細胞表面的細胞膜，並以蛋白質型態顯示，對於特定抗原則作為受體使用。

其實光是透過抗體結合的作用，就可以使病原菌無法生成活性化或者是將毒素清除，使其變得無害。此外，抗體分子的另一項功能為誘發清除外部物質。

　　我們身體可以創造出數十萬甚至數百萬的其他抗體分子。受限於身體空間，身體無法容納各自分泌不同抗體的淋巴球，其數量過於龐大，為了針對這點進行補強，與抗原接觸並且活性化的淋巴球會持續的透過細胞分裂，製造出與父母淋巴球相同種類的抗體，並且形成許多無性細胞。

　　像這樣新形成的抗體可說是因為抗原被發現的結果，這稱之為獲取免疫反應。

T細胞（T淋巴球）

　　T細胞是對於細胞內含有微生物的細胞會產生作用的特殊化細胞。T細胞具有三種型態，一是作為細胞障礙性T細胞，可以辨識出感染病毒的細胞並且將之消滅，因此在面對病毒時，T細胞可以說是一種強力的武器；另一項是作為協助T細胞，促使可以給予其他免疫系統許多幫助的細胞激素進行分泌，並且指示其他免疫細胞的活動；最後一項是作為調節T細胞，可以調節免疫功能，也能對自體抗原與外部抗原所有可以產生抑制反應的免疫失調進行調節，對於預防免疫失調疾病也有相當的作用。

抗原特異性

約200年前英國的醫學家愛德華詹納（Edward Jenner）發現，在酪農場擠牛奶的女性幾乎不會罹患天花，於是在觀察後發現了牛痘接種法。詹納醫生使人體刻意暴露在不會對人體有害的牛隻的牛痘病毒，認為如此一來可以使其抵制具有親戚關係的天花病毒的作用，因此詹納研究的著眼點在給擠牛奶的少女接種牛痘之後，以後少女暴露在天花病毒時，可以受到保護不會感染天花。詹納利用獲得免疫反應的特異性與記憶，透過病原菌的無害型態進行預防接種，可以說是現代疫苗接種基礎的開創者。

有氧運動的效果與副作用

進行規律性適當強度的運動可以使體內優質壓力產生刺激，維持人體穩定性，不僅可以增加各種免疫細胞的數量，還可以提高免疫力。

代表性的研究為英國羅浮堡大學運動學系克雷森M.教授的研究，其結果顯示，進行規律性的運動可以減少人體感染風險18％到67％；持續進行中強度運動約20分鐘到40分鐘的健

走、慢跑、自行車、游泳等各種運動競賽，或有氧舞蹈等有氧活動的話，對免疫系統有所幫助。

當然過度的運動反而會給身體帶來副作用。美國阿帕拉契州立大學的人體性能研究所教授大衛尼曼（David Nieman）於1994年所發表的研究，依據人體運動的變化量與上呼吸道感染風險的關係提出J型模式理論。J型模式理論指出，人體在進行中強度有氧運動時，會降低身體各方面的感染風險，然而進行過度或是長時間的運動時，反而會成為提高感染風險的原因。

中強度的有氧運動會使自然殺手細胞、白血球、抗體的血液數值增加，因此先天性免疫系統與後天性免疫系統全都會產生正面的活性化反應，可以提升免疫機能，使人體遠離受到感染風險的能力獲得強化。然而這種效果只是暫時性的，免疫系統經過3個小時以後會回復到運動前的免疫水準。

進行規律性運動可以使人們精神方面承受較少的壓力，幫助人體維持良好的營養狀態與健康的生活模式（例如提升睡眠品質）等附加效果。

然而進行過度的有氧運動時，反而會產生副作用，對人體造成反效果。根據大多數研究結果證明，進行集中性持久力訓練的選手相較於沒有運動的人們或是進行中強度運動的人們，罹患上呼吸道感染時感到病痛的比重較高。

進行長時間高強度運動會造成皮質醇等相同壓力荷爾蒙對免疫能力產生抑制的後果，也有研究指出會造成免疫系統機能

低落，高數值皮質醇會使特種的細胞激素與殺手細胞的機能受到限制，也會使T細胞的生成與機能出現下滑。

雖然進行規律性的有氧運動可以明顯降低人體罹患感冒的機率，然而也有研究結果指出，進行阻力運動僅會使自然殺手細胞暫時性增加。

對於進行規律性運動的人們來說，萬一罹患感冒，那麼感冒時究竟該繼續進行運動，還是暫時停止運動，感到非常困惑，因為不確定運動會使病情更加惡化，還是會使身體狀態獲得好轉。一般而言，罹患感冒時症狀主要出現在喉嚨上部，也就是感冒的症狀為流鼻水、鼻塞或輕微的鼻喉炎等，這個時候運動對身體不會造成不良作用。

當然此時運動強度要比平時減少，避免進行長時間運動，萬一因為身體活動造成感冒症狀惡化，這時就得中斷運動，多加休息，等到身體狀態復原再運動。

當身體出現幾項症狀時，這個時候應避免運動，例如感冒症狀當中出現在喉嚨以下的部位，也就是感到胸口鬱悶、咳嗽、腹痛等症狀時，應避免運動。此外發燒或是一般性疲勞、大範圍的肌肉疼痛時也應避免運動。

當然當這些病症已經好轉後，就可以重新開始運動。

04

有助於腦部健康的運動

維持腦部健康是非常重要的目標。閱讀和書寫等精神方面的刺激運動有助於所有中樞神經的健康，是非常具有效率的方法。再加上人生後半期，運動可以提升頭腦機能，有關這方面的研究也在持續不斷的發表當中。

此外隨著年齡增加，腦部機能會產生變化，皮質前方的腦血流量與氧氣量開始減少，神經傳導物質也減少，腦部構造也會發生變化，腦重量與體積、密度與大腦皮質厚度也會減少。然而如果進行持續性的有氧運動，可以促進腦成長，增加認知信號以及提升學習能力與記憶力，刺激神經生長形成新的神經元等。腦血管機能與血流增加，可減少憂鬱症等相同生理性的疾患、發炎症狀或是高血壓，還有胰島素分泌過低等認知方面

減少的末梢危險因子等，都是運動對於腦部所造成的影響。

美國加州州立大學的寇曼（C. W. Cotman）博士與其研究小組所發表的研究報告指出，運動對於老年人的學習能力與記憶力都有向上提升的效果，還可以減少憂鬱感與腦部的疾病，例如阿茲海默症與腦中風等，降低腦部受損，保護腦部機能。運動可以提升身體機能，對於退化性的腦部疾患有預防功能，還可提升認知能力，對於促進腦部健康也具有相當的效果。

英國精神健康集團於2005年所發表的關於運動與腦健康關係的研究結果也可以作為例證。平時生活就非常具有活動性的人們，在上了年紀之後，出現精神機能受到損害的機率較低。實際上用心運動的族群，無論是在記憶力、智能、認知力等隨著年紀增加而出現損傷等層面，相較於不運動的控制組約低了20％。即使不是進行激烈運動，例如每週進行12小時的走路運動，每週4小時的跑步運動，或者是每週約1小時的健走等，至少每週維持90分鐘左右的規律性運動，也可以在腦健康方面獲得相當良好的成果。

運動與失智症

　　失智症是腦部神經細胞受損，產生障礙的代表性神經系統疾病，發病之後會持續惡化。之後可能會導致平衡感降低，對於日常生活、時間與空間的掌握能力、言語意識的傳達能力、抽象性思考能力等，都會產生無法回復的衰退現象。此外，甚至會造成性格出現變化、喪失判斷能力等。

　　失智症分為幾個種類。其中代表性的便是人所熟知的阿茲海默症，以及腦中風等合併症所出現的血管性失智症。

阿茲海默症

　　阿茲海默症被稱之為老年失智症，約佔失智症比例的50％，至今無法治療，對於記憶、思考以及行動都會造成障礙，隨著年齡增加，阿茲海默症也成為上了年紀的人所憂慮的疾病之一。疾病的原因主要是由於腦部的澱粉體色胺酸分泌過多或是分解過少，澱粉體產生凝結所造成。一旦澱粉體出現凝結，腦神經就會受到損傷，出現失智症症狀。此外由於tau蛋白有缺陷，蛋白質鏈出現纏繞，也會造成失智症。

　　由於頭部外傷造成血腦屏障滲透力增加，腦部對於毒素和病毒等的防禦力降低，因此神經細胞會受到相當程度的損傷，

進而提高罹患阿茲海默症的可能性。此外，家族史與吸菸習慣也和阿茲海默症的發生有關。

血管性失智症

血管性失智症佔整體失智症患者約20％。具有高血壓、糖尿病、心臟疾病、動脈硬化等腦中風危險因子的患者，由於腦栓塞和腦出血會造成大腦機能衰退，也可能導致失智症。

其他

大腦受到外傷後，可能出現失智症、酒精性失智症與憂鬱症等假性失智症。

老年失智患者的運動效果與營養管理

人體活動可以保存腦部機能、改善血液循環與氧分子傳達功能，對大腦中負責記憶能力的海馬迴損傷產生抑制效果。

美國北卡羅萊納大學貝克教授進行引導纖維母細胞成長因子，可以促使年長者認知能力提升的研究獲得肯定。法國羅蘭

德教授所發表的研究指出，進行為期7週規律性的人體活動，可以降低失智症患者的體重減少，也能降低跌倒危險，身體與精神上的病症、認知機能與營養狀態等都獲得改善。

運動對失智症所帶來的效果包括：

- 降低壓力與憂鬱不安。
- 提升肌力，預防跌傷。
- 提升睡眠品質。
- 改善便秘症狀。
- 提升動作能力。
- 提升記憶力。
- 減少精神力衰退與相關疾病。
- 提升社會性能力與意識溝通能力。
- 減少失智症相關行動。

預防失智症與改善症狀的運動

關於預防失智症與改善症狀的運動，依種類別有伸展運動、肌力運動與心肺持久力運動等。運動的方法如下：

預防失智症與改善症狀的運動			
種類	伸展運動	肌力運動	心肺持久力運動
運動內容	動態、靜態 壓力	彈力繩	走路、游泳、騎乘 固定式自行車
運動時間	10～20 秒	10～20 次	20～30 分
運動組數	3 組	3 組	-
頻率	最少 3 次	最少 3 次	最少 3 次
效果	維持與增加關節 動作範圍	恢復肌力	維持與提升心肺 持久力

失智症與營養管理

　　有許多因素會造成腦部機能產生變化，其中一個就是營養狀態。可以預防失智症的營養素有水果與蔬菜類所含有的維他命E、C、硫辛酸、輔酶Q$_{10}$、葉酸、銀杏葉萃取物等，都是大家所熟知的重要營養素。此外，憂鬱、健忘、興奮等症狀是攝取食品時產生的副作用之一，因此包含用餐時間、飲食攝取量的徹底管理非常重要。

改善憂鬱症的運動

　　憂鬱症在一開始是先感受到壓力，之後經歷不安的階段，最後形成憂鬱症。嚴重的時候患者有可能發生試圖輕生的情形。臨床上罹患嚴重憂鬱症的患者當中，有15％曾經試圖輕生。當自尊心低落、心理性衝擊過大以及嚴重的壓力感受等，對於中樞神經系統產生過度的刺激，調節機能喪失，最後便造成憂鬱症。

　　一旦罹患憂鬱症會對人生感到索然無味，失去生活樂趣並且充滿無力感，可能產生急速的體重減輕或增加，失眠症或嗜睡症，集中力與認知機能衰退，對於正常的學業或職業會產生無法正常進行的心理狀態。憂鬱症患者指出身體會感受到嚴重的疲勞感，嚴重時還會逃避人際關係並且產生輕生衝動。

　　運動對於改善以及緩和憂鬱症症狀也有極大的效果。首先，由於運動時骨骼肌發達並減少皮下脂肪，對自我的認知概念也會出現變化，在身體方面能提高自信感與自我尊重感，以結果來看，會促進精神健康以及帶來正面效果。

　　規律性運動對於改善睡眠狀態也是必要的活動。觀察實際研究結果，透過運動可以增加睡眠時間，也可以幫助進入深層睡眠狀態。類似的研究從1980年開始就已經展開。現在「對於憂鬱症而言，運動是最好的良藥」這樣的認知已經很普及。規

律的運動與徹底管理的飲食生活，習慣充分的睡眠等健康生活方式，可以透過神經細胞的生成，帶來預防憂鬱症的效果。此外，運動的抗憂鬱效果即使在運動結束後也能持續發揮作用，因此可以說，對於預防憂鬱症與改善症狀而言，沒有比運動更好的方法。

若為了預防憂鬱症而準備開始運動，可以參考失智症運動計畫。其中最重要的是，運動必須持續性長時間的進行。重力訓練與有氧運動對於改善憂鬱症都有效，不論從事哪一項運動都不會有太大差異。哈佛大學的校友追蹤研究當中，運動量與憂鬱症改善效果成比例變動，每週進行3個小時以上，消耗2500大卡的運動時，憂鬱症的改善效果會比低於此一標準運動量的人來得好。具體的運動計畫和運動指導可以部分參考失智症運動內容。

05
特殊情況適合的運動

　　當我在為老年人進行運動演講時，經常會被問到這樣的問題：在空氣品質不好的時候或者是天氣非常冷的時候，是不是也要持之以恆繼續運動呢？

　　隨著周遭環境條件的不同，到底該不該運動反而成為大家共同的苦惱，就怕勉強運動反而對健康產生負面影響。由於近年來頻頻出現過度的高溫現象，在這種氣候異變的情況下，對於運動強度或是健康管理該怎麼調整而感到苦惱的人們也非常多。這裡需要先掌握特殊環境下身體的變化與應對要領。

適合高山地區進行的運動

　　大氣壓力是在地球上任何一個地點所測量出的空氣重量，海平面的空氣重量最重，越往高山地區海拔越高，大氣壓力會逐漸減少，空氣的密度也會降低，因此單位體積的大氣中氣體分子的數量便跟著減少。簡單來說，就是人們在高山地區相較於在一般平地呼吸時更為困難。

　　從氣管所吸入的氧氣的分壓受到大氣壓力所左右，吸入空氣裡所包含的氧氣濃度也受到大氣壓力影響，大氣壓力減少或者是大氣中所包含的氧氣濃度減少，又或者是兩個因素同時減少，透過呼吸所吸入的氧氣壓力便會減少。這麼一來在組織移動的過程中，會失去更多氧氣，因此人體組織的氧分子供應量便無法充分獲得滿足。

高山地區的呼吸機能

　　一旦人體組織所必需的氧氣量無法獲得供給，人體便會出現缺氧現象（高山症），並且增加換氣量。

　　高山地區越往高處時，大氣壓力每公升的氧氣分子數量越會減少，到了高山若需與在海平面消耗相同的氧氣時，換氣量就得增加；要與在海平面時攝取相同數量的氧氣，換氣量至少

要達到兩倍才行。實際上當在高山地區越爬越高時,同樣的運動強度所需要的換氣量也會相較增加。在海拔6400公尺的高地時,換氣量會達到每分鐘180公升。

高山地區的心血管機能

因為高山地區大氣中的氧氣、二氧化碳、氮氣的含量比重與海平面時並沒有不同,因此各個氣體分壓不論在哪個地方都維持相同水準。隨著氣壓降低,呼吸的空氣的氧氣分壓也會降低,肺泡的氧氣分壓同時降低,隨著肺泡裡經由動脈血液所擴散的氧氣量減少,與血紅素結合的氧分子也會減少。

在海平面動脈血液的氧氣飽和度為96％到98％的水準,漢拿山為90％,白頭山(太白山)為92％,海拔4000公尺的高山地區為82％,海拔8848公尺的埃佛勒斯峰僅有48％。

最大氧氣攝取量是隨著心臟脈搏輸出量與動靜脈氧氣差所決定。心臟脈搏輸出量是隨著一次的脈搏輸出量與心跳數所決定。依據研究指出,心跳數與一次脈搏輸出量在高山地區也不會有太大差異,在高山地區的最大氧氣攝取量減少是動靜脈氧氣差產生變化所致。隨著高山地區的氧氣分壓降低,造成動脈血液的氧分子減少的結果。

血紅素的氧氣飽和度減少,可以說是造成高山地區的最大氧氣攝取量減少的原因。

高山地區出現的身體變化

▌水分流失

在高山地區出現的代表性身體變化為水分流失。首先隨著換氣量增加，造成水分流失，加上進行身體水分保存機能的抗利尿荷爾蒙分泌受到抑制，使得小便的排出增加，以致身體水分雙重流失。在海拔2500到4300公尺程度的高地時，每一天透過水分呼吸器吸入850到1900毫升的水分，之後約有500毫升以上的水分透過尿液排出，造成水分流失。

▌睡眠障礙

在高山地區幾乎所有人都經歷過的現象，就是睡覺時會經常醒來，或是睡眠當中呼吸很不自然，較為吃力。

▌急性高山症

當身處於高山地區時，會出現各種身體不適的現象，例如頭痛、噁心、嘔吐、食欲不振、消化不良、變得衰弱等。一般在超過海拔5000公尺的高山地區會發生上述症狀，然而如果快速爬升到4200公尺的高度時，幾乎所有人就會開始經歷以上症狀。發生初期24到48小時當中，會以最大的症狀強度出現，等到高地適應經過3天以後才會慢慢消失。這些症狀因人而異，

敏感度也各自不同，因此出現的特徵也不一樣。

▌體溫調節

高山地區不止氧氣分壓較低，氣溫與濕度也都較低，因此在體溫調節上會遇到困難。

如果在高山地區進行運動

由於氧氣分壓差異，因此**進行短時間高強度的無氧運動並不會受到影響**。甚至因為高山地區較低的空氣阻力，反而可以締造出更漂亮的跳遠運動紀錄。然而依現實來看，高山地區的問題點是最大氧氣攝取量減少所引起的呼吸困難，會使有氧運動的能力減少。

高山地區隨著最大氧氣攝取量減少，有氧運動能力也會一起降低，因此在海平面所進行的運動強度，到了高山地區如果要進行相同的運動計畫，會遭遇相當的難度，這是因為運動效率降低，運動強度也絕對需要降低才行。

此外換氣量增加，會增加額外的刺激，血中乳酸增加會造成橫膈膜等呼吸肌肉群變得疲勞，使運動能力受到限制。

一般而言，當身處在各種高度的高地時，有氧運動能力約減少2％到28％，在這個狀態下持續超過10天後，運動能力就會慢慢向上提升。

然而在海拔4000公尺的高地，由於空氣密度與阻力的減少，與最大氧氣攝取量的減少相互抵消，因此往往可以提高運動紀錄。

在水中進行運動時

水中進行的運動接觸的是與平地完全不同的物理性環境，因此必須先了解水中環境的特徵，以及人體在水中運動的生理反應，了解在水中可能出現的問題與危險，並且事先做好意外防範對策。

水中的熱均衡（熱中立溫度）

水的熱傳導率為空氣的25倍，在水中使熱產生移動的速度也比較空氣快25倍。體溫可以維持在一定溫度的環境溫度稱之為熱中立溫度，水中的臨界溫度會隨著每個人的身體、內分泌活動、年齡、人種等而出現不同。大部分設定為30度到34度，因此如果身處於比以上溫度更冷的水中，體溫就會快速降低；如果在像冰塊一樣的冰水當中，體溫的減少率會是每小時6度。

由於人體在大氣中即使是零下溫度的環境，還是可以透過運動維持身體內部的溫度，因此很多人可能會認為即使是在冰水當中，只要持續運動，應該也可以維持身體溫度。然而相較於運動所生產出的熱能，冷水所造成的熱流失更高時，在臨界溫度以下的環境進行運動，還是會造成體溫降低。

另一方面，在熱水中進行運動時，由於代謝率增加會使體溫上升造成排汗，加上小便的緣故，身體的水分會減少，引發末梢血流擴充、心跳增加、血漿量減少、末梢阻力減少等，造成運動能力明顯降低。

水中運動能力會同時受到水的浮力、水流與阻力、水的密度等多種因素的影響。水中密度相較於空氣中約高出800倍，也會產生相等的阻力。在水中會發生與體重無關的能量需求量，此外，與平地時相同速度所需要消耗的能量也會呈等比級數高出許多。

在水中的最大心臟脈搏輸出量、最大心率、最大血流量、氧分子搬運能力、無氧能力等，與大氣環境中相比，約減少15％。

水壓增加與空氣容積減少

在平地承受的氣壓為1氣壓，隨著水深每增加10公尺會再增加1氣壓，因此如果是在水深30公尺，1氣壓的大氣壓再加上

3個氣壓的水壓合算起來，總計承受四氣壓的壓力。

此外，空氣容積則是與壓力成反比。在平地6公升的空氣在水深10公尺時為3公升，水深20公尺為2公升，容積減少，因此我們身體內的氣管、肺部、中耳等有充滿空氣的空間，空氣的容積也會隨著水深而不同。

氣泡栓塞

反之，在水中呼吸的空氣會在浮上水面時，由於壓力減少，造成空氣急速膨脹，因此在浮上水面時，如果進行正常呼吸，膨脹的空氣可以被排出體外，然而在水深極深的地方進行深呼吸，浮出水面時由於空氣無法充分被排出，隨著空氣膨脹，對於肺泡也會造成損害。

一般而言，水中運動的初學者在水中會感到危險而慌張，之後會以暫停呼吸的狀態浮上水面，就會產生這種現象。

所謂的氣泡栓塞，就是由於這種現象會對肺部組織、微血管、靜脈血管等造成損傷。因此空氣氣泡會流入血管當中，阻斷血流，使人體意識模糊或是變得遲緩，思考能力也變得較為薄弱。嚴重的情況下也有可能威脅生命。

減壓症狀

　　水深20公尺的氮氣分壓約為地平面的3倍，與血液及組織融合的氮氣量也會增加3倍。氮氣在組織當中擴散的速度不快，因此氮氣量相較於水深深淺，入水的時間長短帶來的影響更大。

　　一般而言，當人體在水深30公尺到40公尺處待超過1個小時，便會開始感受到輕微的症狀。組織內氮氣量增加，身體和精神上會開始陷入朦朧狀態，造成中樞神經麻醉。

　　因此對一般人而言，在水深30公尺到40公尺以內的深度，一次入水時間以不超過30分鐘為原則。萬一身體感受到氮氣麻醉症狀，應該馬上到水深較淺的地方，或者是回到地面休息，等到症狀消除。

　　另一方面，如果長時間待在水深較深的水中，之後快速的回到地面上，體液中溶化的氮氣在離開人體時，會在體液和組織內形成氣泡，造成減壓症的發生。減壓症一般會在氣泡形成約4到6個小時內出現在關節、肝臟與韌帶。快一點的話，會在幾分鐘內出現麻痺症狀。

　　因此為了預防減壓症，必須嚴格遵守入水的深度與時間標準。**離開水中時，每分鐘以不超過60英尺的速度離開水面。**

在高溫環境進行運動時

　　在高溫環境中運動時，人體除了原本生產能量提供活動肌使用的角色以外，人體內部較高的代謝率會往表皮層運送。為了有效率的進行蒸發所造成的熱損失，會增加排汗量。如果長久持續這種狀態，會使得體液過度流失，從結果來看，由於血漿量減少，循環機能將會低落。

　　在高溫環境進行運動期間，為了維持正常體溫，血液必須在肌肉與皮膚進行分配，由於血液量受限，因此前往肌肉的血液量減少，造成更多的肌肉醣原被使用以及生產更多的乳酸，結果成為人體感到疲勞與精疲力竭的原因。運動時流出的汗液在通過汗腺時，倘若是輕微的流汗狀態，汗液裡含有的鈉離子與鹽化物會慢慢的由周遭組織進行再吸收，回到人體的血液當中。因此，這種情況下到達皮膚的汗液所含有的礦物質含量十分稀少。然而在進行大量流汗的強度運動時，由於礦物質在體內再吸收的時間減少，因此排出皮膚外部的礦物質含量會變得相當高。

運動能力降低

　　隨著人體出現脫水症狀，血漿量與排汗量會逐漸減少，調

節體溫作用變得困難，人體機能以及運動能力都會出現明顯的下降。

在高溫濕熱的環境下運動時，體液的流失情況會更嚴重，這是因為在高濕度環境下汗液不容易蒸發，造成體溫上升，因此累積的體溫為了獲得釋放，會增加排汗量。

當體液流失達到體重的4％到5％就必須十分小心，甚至僅有1.9％的體液流失都會造成最大氧氣攝取量減少22％，持久力減少約10％。

熱相關障礙

由於外部的熱壓力加上代謝熱能無法發散，可能造成熱痙攣、熱衰竭、熱中暑等與熱相關的傷害。**熱痙攣**是最輕微的症狀，在運動中最被使用到的肌肉部位會最先發生熱痙攣，這是由於過度的排汗伴隨礦物質流失與脫水的關係。這種情況下，**必須到陰涼處休息並且補充飲用生理食鹽水。**

熱衰竭容易發生在體力虛弱或者是對高溫環境不適應的人。調節體溫時，從身體內部到皮膚表層必須能夠進行徹底的熱量分配。然而由於可以進行熱量分配的血液量不夠充分，因此身體內的熱能無法及時分散，進而引發熱衰竭。熱衰竭會造成心跳增加、血壓降低、頭痛、無力感等。**如果失去意識，建議將生理食鹽水注射入靜脈；如果意識清楚，可以攝取添加少**

量食鹽的飲料，**幫助恢復鎮定。**

　　熱死病是可能造成生命威脅的熱損傷。由於過度的體溫上升，造成體溫調節無法及時發生作用，此時無法排汗，皮膚會變得乾燥，體溫超過危險指數攝氏40度以上，對體內的循環系統會造成過重負擔。一旦發生熱死病時，**必須立刻送往急救中心救治。**首先先呼叫救護車，在等待救援當中，為了能夠降低身體內部的溫度，可以**使用冰涼的水或是冰塊水讓身體浸泡在裡面，或者是使用酒精或冰鎮的毛巾擦拭全身**，也具有相當的效果。此外，可以用沾濕的毛巾將身體包住，再用電風扇的涼風降低身體的高溫，也是很好的方法。

　　想要有效預防熱能障礙，最重要的是必須先降低運動強度，如果濕球溫度（Wet-bulb temperature，是指對一塊空氣進行加濕，其相對濕度達到100％時所達到的溫度）超過28度，就必須終止室外運動。服裝方面，運動時衣服穿得越多，身體跟周遭環境的接觸面積就會減少，這時可以進行熱交換的人體部位的面積也會減少，因為被衣服所覆蓋。很多人為了減重會穿上塑膠材質所製成的發汗衣，並且穿著衣服運動，這是非常幼稚的行為，因為被衣服所遮蔽的人體，體內的溫度與濕度會阻礙熱能發散，促使人體體溫上升導致中暑。過度的服裝穿著對於代謝熱能會增加不必要的負擔，因此運動時建議應當維持適當的穿著，以輕便性與機能性排汗運動服為宜。

水分與電解質補充

　　流汗時，人體的體液流失主要是在水分方面。電解質流失由於是少量，因此為了預防脫水與體溫上升，可以攝取充足的水分，就能達成預防的效果。人體所需的電解質可以透過正常飲食攝取，並不需要額外補充，2.5公斤以下的體液流失可以透過用餐時少量的鹽分攝取，就能輕易獲得補充。

　　不過如果在水中添加少量的電解質，便能促進小腸吸收水分，使血漿的鈉離子濃度維持在較高指數，流失的血漿可以快速恢復，對於口渴想要攝取水分的欲望也可以持續更久。

高溫環境中的熱適應

　　反覆的熱刺激會使體溫調節機能產生適應作用，增加耐熱性，並且形成熱適應現象。

　　像這樣的熱適應會受到運動進行的環境條件或是在高溫下進行運動的時間與強度所左右。在高溫環境下進行5到8天漸進式的運動訓練，可以得到成效。

　　第一天進行20分鐘簡單的運動後休息20分鐘左右，之後隔天的運動時間跟強度可以略微提高，穿著的服裝也可以從較輕便開始，之後再轉換成正式一點的運動服裝。約1個星期左右就可以穿著正式的運動服裝，進行最大的運動強度約30分鐘，

之後休息10分鐘左右，再補充水分或離子飲料。

在低溫環境進行運動時

在低溫環境中運動時，即使只靠穿著完備的運動服裝也可以幫助維持體溫，因此與高溫環境不同，冬季時對於防止體溫過低需要更謹慎小心。

放慢呼吸速度

一般的情況下，即使吸入冰冷的空氣，也不會對呼吸系統組織會造成傷害，主要是因為當冷空氣進入人體到達呼吸器官時，已經變得溫暖，甚至所呼吸的空氣為攝氏零下25度的情況下，當冷空氣通過約5公分長的鼻腔時，會變為攝氏15度左右，成為溫暖的空氣，對於喉嚨、氣管、肺部等不會造成任何傷害。然而運動時，如果透過嘴巴呼吸的氣溫低於攝氏零下12度，由於吸入的冷空氣對於喉頭與氣管會造成過度刺激，因此如果是**在非常寒冷的環境中，應盡可能放慢呼吸的速度，並且減少吸入的空氣量，較能保護身體**。

運動能力降低

當氣溫降低時必須注意的事項之一，就是運動能力的減少。身體內部的溫度如果降低，會使心跳變慢，最大心臟脈搏輸出量減少，血液的溫度也會降低，造成組織運送氧分子的障礙。結果來看，最大氧氣攝取量減少，持久力運動的進行能力也會衰退。

神經系統方面，由於正常的肌肉纖維動用型態產生改變，因此肌肉溫度出現下滑。像這樣動用肌肉纖維的變化是因為肌肉作用的效率降低，肌肉溫度降低時，肌肉細胞內液的黏度增加，由於肌肉收縮所產生的物理性阻力增加，參與肌肉細胞內的能量代謝作用的酵素活性也會減少。因此不只能量動用能力會降低，肌肉的收縮速度與力量也會減少。

肌肉溫度在攝氏35度時所進行的運動，以相同速度與相同力量在肌肉溫度25度的條件下進行，身體會更快疲勞。因此在低溫環境下運動時，要使用較慢的速度來運動或者是消耗更多的能量，必須從中擇一。

體溫過低症

如果長時間暴露在寒冷的環境當中，可能出現的危險症狀之一便是體溫過低症。一般而言，細胞溫度每變化10度，代謝

反應就會降為正常水準的一半,變得緩慢。體溫如果降到34.5度以下,下視丘的體溫調節能力就會喪失。當體溫降低到29.5度以下時,調節能力會完全喪失,造成愛睏並誘發昏睡狀態。

進入攝氏零度的水中,直腸溫度會降低為攝氏24度到25.7度之間,很可能會造成死亡,致命性的最低體溫界線,一般而言約為攝氏23度到25度之間。

如果只是輕微的體溫過低,這時候只要能夠**設法祛寒,穿著乾燥保暖的衣服,飲用溫暖的飲料,就可以獲得治療**;然而當體溫出現過低時,為了避免出現心率不整的可能性,必須**緩慢的幫助患者加溫身體,並且盡快接受醫療團隊的急救治療**。

凍傷

由於血液循環與代謝性熱生成,人體暴露在外面的手指、鼻子、耳朵等,在可能會結凍的大氣溫度中,在考量風速冷卻的作用下,約為零下29度。

對於寒冷所產生的反應,會使末梢血管收縮,雖然對於維持身體熱度有所幫助,然而在極度寒冷的環境下,當皮膚溫度低於冰點以下,血液循環會變得遲緩,氧氣與營養素的供給會變得不足,因此會造成暴露在外面的皮膚開始結冰。

初期症狀是手指與腳趾會感到刺痛或是麻痺,鼻子與耳朵會有燃燒的感覺,初期如果沒有進行治療,隨著時間過去,會

導致組織受損或受傷，甚至有可能導致組織壞死。若出現凍傷，**應盡快移轉到不會有再次冰凍風險的安全環境下，直到凍傷融化為止**，這期間必須靜待觀察。

低溫環境的生理適應

如果長時間處於低溫刺激下，對於寒冷也會產生適應。然而高溫環境下的適應與低溫環境的適應不同，低溫環境下的適應非常受限，關於實際案例的報導也很有限。

必須長時間待在冰冷的海水下的海女，安定狀態下的代謝率相較於一般女性高出25％；在極度寒冷環境下作業的漁夫，在寒冷的環境當中，皮膚血流會增加相當水準，使得暴露在外面的皮膚溫度上升，以預防皮膚受到傷害。像這樣在低溫環境中的適應：安定狀態時代謝率增加、減少發抖的反應、皮膚血流增加，使得人體能提高耐寒性。

在空氣汙染環境進行運動時

大氣汙染是嚴重的環境汙染之一，特別是空氣汙染與細微灰塵已經成為社會上的重要議題。

　　空氣汙染物質大體上區分為兩種：第一次汙染物質與二次汙染物質。第一次汙染物質主要來自使用汽油的汽車和工廠裡直接排出的廢氣，裡面的汙染成分幾乎沒有任何變化，例如一氧化碳、硫氧化物、氧化氮、煤煙與細微灰塵等粉塵。二次汙染物質是在大氣當中與第一次汙染物質產生相互作用的生成物，或是透過日照、濕氣的作用所生成的汙染物質，包含臭氧、煙霧劑、過氧乙酸鹽、煙霧等。

　　用鼻子呼吸時，機能可以使人體吸入的汙染物質受到限制，鼻腔內的黏膜能有效率地阻斷較大的微粒或是高濃度的氣體，例如約可以過濾99％的二氧化硫。運動時，如果使用嘴巴呼吸，透過鼻子呼吸的過濾過程便會被省略，結果造成更多的汙染物質進入肺部。透過鼻子呼吸時部分微粒與低濃度的氣體會從肺部進入，出現累積或是擴散，造成肺部組織的表面與汙染物質產生接觸，在這裡黏膜和白血球可以消除部分的汙染物質，然而仍然會有部分汙染物質隨著血液流到全身。大氣汙染物質會造成支氣管收縮，氣管會產生抵抗作用，造成肺泡損傷以及黏液分泌量增加，使氧分子與一氧化碳的擴散面積受到限制，結果便會造成人體內搬運氧分子的能力減少。

一氧化碳

　　一氧化碳是無色無味無臭的氣體，在城市當中是最普遍的

汙染物質。主要是由工廠、香菸和家庭的排氣口以及汽車的不完全排氣所形成。一氧化碳相較於氧氣，與血液中血紅素的親和力相對較高，對於移動中的氧分子分解會產生阻礙，也會使氧分子的搬運能力受到限制。

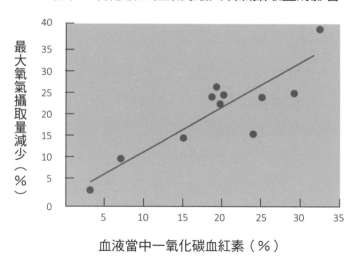

血液中一氧化碳血紅素對最大氧氣攝取量的影響

當人體暴露在一氧化碳的環境下，會降低肺泡的擴散能力，血液當中一氧化碳的血紅素（HbCO）增加，造成細胞水平的代謝過程產生變化，一氧化碳與呼吸量成比例，促使最大有氧能力減少，導致最大氧氣攝取量降低。

在交通尖峰期或者是吸菸時，血紅素飽和度會達到5％以上，因此**應避免暴露在一氧化碳環境中進行運動。**

硫氧化物

硫氧化物是石化燃料在燃燒時所產生。二氧化硫、硫酸、硫酸鹽都屬於硫氧化物的一種。

硫氧化物的受容性非常強，會與氣管黏膜表面的水氣相融合，對於上支氣管會造成相當的不適，促使支氣管產生收縮反射以及提高氣管的反抗作用。相較於透過嘴巴呼吸，如果從鼻子吸入氣體，有許多酸化硫磺物質會在進入支氣管沉澱以前就被過濾掉。這種現象能顯著減少進入人體的汙染物質。

硫氧化物的濃度達到1.0到3.0ppm時，對人體的生理能力會產生限制，特別是患有氣喘的病患，當硫氧化物的濃度達到0.2到0.3ppm時，最大的運動能力就會受到限制。硫氧化物與一氧化碳相似，在早上與晚上最忙碌的時段會出現最高值，特別冬季時濃度會提高。

氧化氮

氧化氮是氮氣與氧氣的結合體，在高溫燃燒過程中產生的物質。主要來自於汽車、飛機、香菸、火災等所產生的氣體，整體發生量中有40%是來自於汽車排氣。

氧化氮的種類之一：一氧化氮的濃度如果達到200到400ppm，會造成嚴重的肺部損傷或者是窒息而死。然而一般

來說，大氣當中一氧化氮的濃度並沒有出現如此高的指數，因此還未達到需要擔憂的程度。對於支氣管患者，雖然會出現敏感的反應，但到目前為止，一氧化氮對於人體最大運動能力產生限制的數值，尚無確切的標準數據。

細微汙染物質（煤煙、灰塵、煙霧）

細微汙染物質主要來自於石化燃料的不完全燃燒所產生，或是來自於自然界例如火山和黃沙等。不管是在市區還是在郊區，運動時經常需要直接面對細微汙染物質，像這樣的細微灰塵等會造成支氣管的收縮反應，引發下呼吸道發炎、瘀血或是潰瘍。因此**運動時盡可能避免用嘴巴呼吸**，在進行高強度運動或者是持續性的長時間運動時，還是需要慎重考慮。

臭氧

臭氧是太陽的紫外線輻射與碳氫化合物及一氧化氮相互反應，在大氣當中所產生的二次汙染物質。主要是在夏季白天生產量達到最高，因此對於運動所造成的影響也是在這個時候達到巔峰。不同於大氣上層所存在的臭氧，地面上所存在的高濃度臭氧是危害人體健康的危險因素，會誘使上支氣管產生反射性收縮，也會降低肺部及呼吸機能，增加不適應感。

　　大白天的陽光底下如果臭氧的濃度達到0.3到0.45ppm，由於肺部機能減弱會造成呼吸困難，使持續運動的時間受到限制。因此**在高濃度臭氧環境下進行強度運動時，運動能力會明顯減少，這時應盡量避免運動。**

過氧乙酸鹽

　　過氧乙酸鹽是由氧化硝酸鹽或氮氣的有機化合物在大氣中所生成的二次汙染物質，會對呼吸道與眼睛產生刺激作用，造成氣管收縮，並且對肺部機能產生些許影響。這種物質雖然不會造成運動能力降低，卻會刺激眼睛，妨礙視覺機能。

汙染物質的相互作用

　　運動時，我們所處的環境並非只有單一的汙染物質，而是有許多汙染物質與其相互組合所產生的物質，以及汙染物質的氧化物質等。就因各種汙染物質相互進行作用，因此會出現不同的狀況。

　　有些物質之間的相互作用所產生的結果，對於運動能力並不會造成任何影響；然而有些作用下的結果會對人體造成額外的負擔，甚至出現綜合效果。例如在冰冷的空氣與充滿大氣汙染物質的環境下運動時，因為三者因素共同作用，會造成呼吸

通道受到更嚴重的刺激，使氣管加劇收縮。一氧化碳是由於石油燃料的不完全燃燒所產生，在一定高度中存在的汙染物質形成血紅素，造成肺部送往人體組織的氧氣搬運能力受到限制。特別是在高山地區運動時，由於高地加上缺氧情況的惡化，對於運動能力與運動成果也會造成明顯的障礙。

06
運動與危險管理

運動是基本上會對身體施加刺激的動作,因此在運動時具有時常暴露在危險狀態的可能性。

由於運動時所進行的反覆動作和壓力,可能會對肌肉和韌帶造成損傷,因此如果過度增加運動強度或者是進行運動前的人體條件不良或甚至有疾病,更會造成上述情況惡化。運動時的環境因素有可能加劇危險程度。

我們應該針對這些可能發生的危險因素採取因應措施,了解最基本的急救方法才能夠安心運動。能夠預防萬一的情況發生,對於患者的損傷可以達到最小化,並且有助於恢復過程更有效率的進行。

一般緊急處理法

運動時對於可能發生骨折或變形等狀況預先了解的急救方法當中，有所謂的 "PRICES" 運動傷害處理原則，要領就是各項步驟的第一個英文單字：P：Protection（保護患部），R：Rest（休息），I：Ice（冰敷），C：Compression（壓迫），E：Elevation（抬高患處），S：Stabilization（固定）。

Protection（保護患部）

保護受傷部位不受外部環境影響，避免再次受傷。當受傷部位有出血現象時，為了避免受到質感染，必須格外注意。

Rest（休息）

剛出現受傷情況時，為了使受傷部位可以復原，進行再生過程，透過適當的休息與安定可以降低妨礙再生過程的進行，減少受傷部位的動作，使患者可以平靜的休息。受傷部位隨人而異，一般而言，應該要在72小時內維持安定狀態。如果沒有休息就再次進行過度的動作，會妨害患部再生過程，延長恢復期，甚至造成併發症。

Ice（冰敷）

冰敷可以促使人體內血管產生收縮，提高血液黏稠度，使血流量變得緩慢，降低血管內部壓力，使受傷部位的疼痛與浮腫可以得到緩和，是非常重要的治療方法。

及時性的冰敷對於出血與浮腫有抑制效果，因此盡快進行冰敷可以獲得更大成效。與痛症相關的神經傳導速度也可以降低，使疼痛症神經變得遲緩，紓解痛感。

Compression（壓迫）

受傷部位出現的浮腫不但會延緩傷處的復原速度，也會延遲機能恢復。為了防止上述情況，可以使用繃帶和彈力棉紗等對於患部施加壓力。若施加壓力時造成血液循環障礙，彈性繃帶在纏繞的末端部位必須解開，或是當受傷部位出現發麻或痙攣等現象時，則應該要慢慢的解開繃帶，使血液循環恢復。

在纏繞彈性繃帶時，由身體的末端部分開始往上纏繞，就寢時應該將繃帶解開。

Elevation（抬高患處）

抬高患部是指將受傷部位提高到高於心臟的位置，可以減

少因為重力使血液往末端流出，並且使受傷部位周邊的液體以及靜脈血液等維持正常的循環作業。

Stabilization（固定）

受傷後為了減少肌肉痙攣的發生，降低承受的壓力，必須將受傷部位以吊帶、夾板和保鮮膜等進行固定才行。對於脫臼和嚴重的韌帶受傷與複合性骨折等，初期一般而言會使用夾板固定患部，以避免受傷情況惡化。

個別緊急處理法

運動當中受傷時，隨著症狀而異，所需要的急救治療方法也各有不同。受傷的型態非常多樣，從突然發生肌肉痙攣的些微身體不適，到跌打損傷以及骨折等，需要接受治療的部位也各異。所以必須事先了解急救方法，才能避免二度受傷所造成的傷害。

跌打傷

跌打傷是由於受到外部衝擊時,人體接觸的部位皮膚組織受到傷害,是日常生活當中最容易發生的意外。年長者在運動時,由於外部衝擊,加上衰弱的肌肉與皮膚,特別可能因跌打傷造成傷害。受到撞擊的部位會出現浮腫以及疼痛感,這是一般普遍的症狀。

- 受傷部位可以用水清洗,再用沾濕的毛巾敷在上方,濕敷約2到3日後,再改用溫暖的水熱敷。
- 胸部和腹部受傷時,應該放寬衣服和腰帶,讓患者倚靠著有助於維持順暢的呼吸,也可以使患者頭部稍微向後仰平躺休息。

骨折

骨折是骨頭產生斷裂或是出現裂縫的狀態,可能造成韌帶與肌肉的血管與神經受到傷害,因此急救措施非常重要。

- 首先使骨折部位處於穩定狀態,為了觀察末梢部位,須先將襪子與鞋子脫掉,並且進行受傷部位的固定作業。
- 如果患部有出血或傷口,先對患部進行治療,再針對骨折採取治療措施。
- 骨折部位盡可能維持原狀,使患者採取舒適的姿勢,再送

往醫院救治。

- 將造成骨折部位受到壓迫的衣服先剪開或者是脫掉。
- 固定骨折部位所使用的夾板為了能充分包覆上下關節部位，必須使用足夠的長度。
- 當關節發生骨折時，不可以強行站起，須用夾板加以固定。
- 當手指出現骨折時，必須將手指提高到手肘胳膊以上的高度，並且朝向胸口固定。
- 鎖骨骨折時由於肩膀無法挺起，因此必須將手肘胳膊彎曲，使其可以貼近胸部。

暈眩症

暈眩症是由於過度換氣、心率不整、大動脈狹窄、冠狀動脈疾病等所產生的症狀。會使運動感覺變得異常，無法正常站立或行走，感到腹部堵塞，嚴重時還會嘔吐。

- 當出現這種現象時，應該立刻停止運動，確保氣管暢通，並且確認呼吸與脈搏後，盡快前往醫院接受治療為首要。
- 運動時為了預防暈眩症，在運動前中後都得補充適當的水分。伸展運動與緩和運動也必須確切執行。

低血糖症

　　糖尿病患者在身體發生低血糖症時，體內的壓力荷爾蒙會開始分泌，並且出現各種症狀，人體可能感應不到身體出現低血糖狀態，或是由於這種症狀反覆發生，最後有可能造成低血糖無感症。低血糖症嚴重時，患者的意識會變得模糊，甚至無法向周遭的人請求幫助。當身體感應到出現低血糖時：

- 盡速攝取可以快速被人體吸收的糖分約20公克。
- 盡快休息並且採用上述的治療方法反覆進行，也可以攝取零食、麵包等食物以補充糖分。
- 可以視患者狀態進行簡單的進食。
- 當病患失去意識或是無法進食時，應該立刻前往醫院注射葡萄糖點滴。

低體溫症

　　低體溫症是指中心體溫低於35度的情況，如果處在低溫環境過久，會增加體內熱源的流失，造成人體無法生產熱能，或者是促使體溫上升的機能無法徹底發揮作用，就會發生低體溫症。特別是罹患腦中風以後或是由於關節炎使得身體動作減少的年長者，以及罹患失智症的老年人，對於低體溫症的反應會變得更加薄弱。

低體溫症的症狀是身體會發抖，還會變得冰冷，臉色也會變得蒼白，身體會失去感覺和無力，分辨能力會降低，意識變模糊，呼吸變緩慢。

　　低體溫症的因應對策：

- 應將患者移往溫暖的地方並且設法使患者體溫慢慢上升。
- 為了防止體溫繼續流失，可以使用多餘的衣服和防水布或是毯子，將患者的頭部與身體包覆住。
- 使患者飲用溫暖的飲料、湯類或者是食用巧克力等高熱量食品。
- 當患者失去意識時，應先確認患者的呼吸與脈搏，進行心肺復甦術，並且立即與急救單位聯絡。

高體溫症

　　對於年長者而言，由於老化，自律神經調節能力衰退，因此對於熱反應系統無法即時產生作用，或者是作用速度過於緩慢。此外心血管疾病等所服用的藥物，也會妨礙體溫調節，因此對於外部的溫度變化很容易受到影響。

- 當高體溫症發生時，如果是處在高溫環境下，應該盡快將患者移送到陰涼處休息。
- 可以使用沾濕的毛巾覆蓋患者的皮膚，或是將身體浸泡在冷水當中，使患者的身體溫度降低，或是使用沾濕的毯子

將身體覆蓋住，並且讓涼風流通以降低體溫。

- 當身體出現高體溫時，可以飲用水分和食鹽水以及電解質溶液。當患者處於意識不明狀態時，則必須進行靜脈注射。為了預防高體溫症，在炎熱的天氣時，避免在戶外運動，並且應當充分休息。經常沐浴對身體較佳。此外，盡量避免攝取過多的咖啡因飲料或是酒精性飲料，充分補充水分，並且適當添加鹽分與礦物質一起補充。

狹心症

狹心症主要是在進行運動時或者是搬運重物時，由於供應心臟的血液不足所發生的症狀。當狹心症發生時：

- 先暫停正在進行的活動並且使身體保持安定狀態。如果症狀未緩解，即使幾分鐘之後症狀消失，也必須快點前往醫院就醫。
- 使患者服用硝化甘油，如果症狀沒有好轉，以每5分鐘為間隔，繼續服用藥物，直到服用3次為止。

痙攣

痙攣是由於腦細胞受到非正常性的刺激所出現的症狀。此時患者身體會變得僵硬，並且出現呼吸困難的現象。

- 在患者痙攣停止之前，先將內衣或者是會束縛喉嚨部分的衣物解開，避免受到壓迫。
- 將患者頭部轉向側面，使口中與食道的唾液與異物流出。
- 持續痙攣超過3分鐘以上時，當其他痙攣再次發作或是患者在痙攣停止後沒有清醒時，應該盡快聯絡急救單位。
- 對於正在發生痙攣的患者，不要勉強把患者抓住或者是想要用力阻止患者的身體動作。

運動的終止條件

- 安定狀態下的收縮壓為200毫米汞柱以上，或是舒張壓在110毫米汞柱以上時，必須中止運動。
- 安定狀態下心跳為110次以上或者是40次以下。
- 運動者的身體狀態不佳，或是自己感受到身體有某種異狀出現時，應中斷運動為宜。

心肺復甦術與自動體外電擊

　　心肺復甦術是當心臟停止跳動的患者為了救助生命所採取的基礎治療法，可以使氧氣送往身體組織並且恢復患者的心跳。當患者出現心跳停止，在急救人員抵達現場之前，應當盡快對患者施行心肺復甦術，因為在極短的時間可以左右患者的

生命，因此是十分重要的基礎治療法。

　　首先對患者的胸部進行壓迫——使患者的呼吸道保持暢通——進行人工呼吸等順序進行救治。當對患者胸部施壓時，針對胸骨下方一半位置進行施壓，並且規律性的快速加以按壓，按壓深度為5到6公分，壓迫的次數建議維持在每分鐘100到120次，胸部按壓與人工呼吸的比率維持在30：2最佳。

　　在實施心肺復甦術時，中途如果有自動體外電擊機可以使用，應該先進行自動體外電擊後，再反覆進行心肺復甦術。

國家圖書館出版品預行編目資料

70歲運動也不遲！50+的肌力訓練計畫／李淳國（Lee, Soon-Kook）
著；黃淑美譯. -- 初版. -- 臺北市：原水文化出版：家庭傳媒城邦分
公司發行, 2019.08
面；　公分. --（舒活家；41）

ISBN 978-986-97735-4-6（平裝）

1. 運動健康　2.老化　3.中老年人保健

411.7　　　　　　　　　　　　　　　　　　　108013193

舒活家 41

70歲運動也不遲！50＋的肌力訓練計畫

作　　　　者／李淳國（Lee, Soon-Kook）
譯　　　　者／黃淑美
責 任 編 輯／潘玉女
文 字 校 對／呂佳真

行 銷 經 理／王維君
業 務 經 理／羅越華
總　編　輯／林小鈴
發　行　人／何飛鵬
出　　　版／原水文化
　　　　　　台北市民生東路二段141號8樓
　　　　　　電話：02-25007008　　傳真：02-25027676
　　　　　　E-mail：H2O@cite.com.tw　　部落格：http://citeh2o.pixnet.net/blog/
　　　　　　FB粉絲專頁：https://www.facebook.com/citeh2o/
發　　　行／英屬蓋曼群島商家庭傳媒股份有限公司城邦分公司
　　　　　　台北市中山區民生東路二段 141 號 11 樓
　　　　　　書虫客服務專線：02-25007718．02-25007719
　　　　　　24 小時傳真服務：02-25001990．02-25001991
　　　　　　服務時間：週一至週五09:30-12:00．13:30-17:00
　　　　　　讀者服務信箱 email：service@readingclub.com.tw
劃 撥 帳 號／19863813　戶名：書虫股份有限公司
香港發行所／城邦（香港）出版集團有限公司
　　　　　　地址：香港灣仔駱克道 193 號東超商業中心 1 樓
　　　　　　Email：hkcite@biznetvigator.com
　　　　　　電話：(852)25086231　　傳真：(852) 25789337
馬新發行所／城邦（馬新）出版集團
　　　　　　41, Jalan Radin Anum, Bandar Baru Sri Petaling,
　　　　　　57000 Kuala Lumpur, Malaysia.
　　　　　　電話：(603) 90578822　　傳真：(603) 90576622
　　　　　　電郵：cite@cite.com.my

美 術 設 計／劉麗雪
內 頁 排 版／游淑萍
製 版 印 刷／卡樂彩色製版印刷有限公司
初　　　版／2019年8月29日
定　　　價／400元

城邦讀書花園
www.cite.com.tw

ISBN　978-986-97735-4-6

我的運動記錄及心得

我的運動記錄及心得